うつ病診療における精神療法
10分間で何ができるか

編
中村　敬

星和書店

まえがき

　多数の患者の診療に追われる精神科外来で，医師が1人当たりの患者に費やすことのできる時間は数分から長くても20分間程度，平均すれば10分間くらいに過ぎないと思われる。このような我が国の診療制度の下で，医師が一般外来で精神療法的アプローチを実施することは可能だろうか。可能だとすれば，それはどのようにして実践されるものだろうか。

　このような問題意識に沿って，2016年に星和書店より『日常診療における精神療法：10分間で何ができるか』というタイトルの本を編者として上梓した。幸い執筆を分担された方々からは様々な精神障害に対する臨床的工夫に満ちた原稿が寄せられ，好評を博している。それと共に読者からは，"もう少しひとつの疾患について多くの臨床医のアプローチを知りたい"という声も寄せられてきた。

　そこで今回は，うつ病（DSM-5）と持続性抑うつ障害（気分変調症）に対象を絞り，この分野に豊富な知識と経験をお持ちの方々に，日常診療で実施可能な精神療法的アプローチについてご執筆をお願いした次第である。

　うつ病や持続性抑うつ障害に対しては，認知行動療法や対人関係療法など北米発の精神療法（心理社会的療法）が普及しており，効果のエビデンスが蓄積されている。また我が国で生まれた森田療法も遷延したうつ病にしばしば適用され，成果を上げている。けれどもこれらの療法はいずれも1回30分から1時間程度の面接を基本にしており，先にも述べたように時間的制約の大きな我が国の一般外来でそのまま実施できるわけではない。

　本書の分担執筆者には，特定の精神療法分野において我が国を代表される方々も含まれている。にもかかわらず上記の理由から，執筆に当たっては固有の理論や技法に基づく狭義の精神療法に限定せず，日々の診療で患者に対して工夫している事々をおまとめいただくようお願いした。本書で取り上げる広い意味での精神療法的アプローチには，たとえば日々の診療

において医師が心掛けている挨拶や態度，患者に響くような伝え方の工夫，投薬に添える言葉，患者の日常生活に対する助言などが挙げられる。それらの言葉や診療姿勢も，薬物の直接的な作用を超えて患者の回復を促す一助になるという点で，精神療法的アプローチと呼ぶことができるはずである。また当然のことながら，医師と患者との対話に限らず，家族への対応や臨床心理士，看護師らの参加するチームアプローチもそれに含まれる。

かつて笠原嘉先生が定型的なうつ病患者に対する一種の心理教育としてまとめられた「小精神療法」は，簡にして要を得た内容から多くの臨床医に受け入れられ，一般診療の中で広く実践されてきた。それから40年ほどを経てうつ病の多様化，難治化が指摘される今日，本書に収められた様々な精神療法的アプローチは，執筆者各々の臨床経験から紡ぎ出された現代版の「小精神療法」と呼ぶことも許されるだろう。

なお出版に当たっては星和書店の石澤雄司氏，太田正稔氏に多大な御助力をいただいたことに感謝の意を記しておきたい。

本書を紐解かれた読者が，いずれかの頁から今後のうつ病治療へのヒントを見出していただければ，編者としてそれに尽きる喜びはない。

2018年5月

中村　敬

目　次

まえがき .... 中村　敬…iii

第1章　座談会　うつ病に対する短時間の精神療法的アプローチ
.... 中村　敬，天笠　崇，須賀英道…1

 Ⅰ．回復過程に立脚してレジリエンスを促進　1
 Ⅱ．早い段階からポジティブ手法を導入　5
 Ⅲ．自責，自罰のニュアンスを持つ定型うつを念頭に　7
 Ⅳ．M.I.N.I.を実施し，操作的診断基準で診断　9
 Ⅴ．チームアプローチで情報を共有　13
 Ⅵ．薬物療法＋養生指導で初期には休養を促す　15
 Ⅶ．波状経過の上の山が来たときにこそ抑えるべき　18
 Ⅷ．「ありがとう日記」をつけてもらう　20
 Ⅸ．過去でも未来でもない「今を生きる」　22
 Ⅹ．「感謝の手紙」でオキシトシン濃度が上がる　25
 Ⅺ．薬物療法に加え，安心感を提供する　26
 Ⅻ．過干渉でない見守りが回復に寄与する　28
 ⅩⅢ．休息からの脱却を促していくことも大事　32

第2章　回復の時期に応じた養生指導のコツ
.... 中村　敬…35

 Ⅰ．はじめに　35
 Ⅱ．初診　36
 Ⅲ．再診　38
 Ⅳ．終結　45
 Ⅴ．おわりに　46

第3章　生活習慣指導の実践：大学病院精神科外来でのうつ診療
……………………………………………………………………… 井原　裕…48

 Ⅰ．はじめに　48
 Ⅱ．初診時　49
 Ⅲ．再診時　53
 Ⅳ．終結　54
 Ⅴ．原則①：7時間睡眠，7,000歩，断酒　54
 Ⅵ．原則②：医者は自ら助くる者を助く　56
 Ⅶ．原則③：言葉の賞味期限は7日　57
 Ⅷ．原則④：民事不介入　59
 Ⅸ．原則⑤：知性の最大化　60
 Ⅹ．原則⑥：来る者は拒まず，去る者は追わず　60
 Ⅺ．原則⑦：回復後，希望者は生活習慣定期チェックへ　60
 Ⅻ．おわりに　61

第4章　短時間の外来診療を予防的・治療的に
   ：「過労自殺」への取り組みから学んだ教訓
……………………………………………………………………… 天笠　崇…63

 Ⅰ．はじめに　63
 Ⅱ．初診：操作的診断と心理教育　63
 Ⅲ．再診Ⅰ：症状の「完全寛解」を目指す　71
 Ⅳ．再診Ⅱ：「機能障害」の回復を視野に入れたリハビリ　73
 Ⅴ．終結：再発状況・再発のサインと対策の確認　77

第5章　日常診療での対人関係療法
……………………………………………………………………… 近藤真前…78

 Ⅰ．はじめに　78
 Ⅱ．初診　79
 Ⅲ．再診　83

Ⅳ．終結　91
　Ⅴ．おわりに　92

第6章　小児・思春期のうつ病患者に対する精神療法的アプローチ
....傳田健三…93
　Ⅰ．はじめに　93
　Ⅱ．初診　94
　Ⅲ．再診　100
　Ⅳ．終結　105
　Ⅴ．おわりに　106

第7章　老年期のうつ病に対する精神療法的アプローチ
　　　　：生老病死に逆らわない生き方を考える
....新村秀人…108
　Ⅰ．はじめに　108
　Ⅱ．初診　109
　Ⅲ．再診　110
　Ⅳ．終結　118

第8章　ポジティブ心理的CBTの視点による精神療法的アプローチ
....須賀英道…120
　Ⅰ．はじめに　120
　Ⅱ．最近の精神科外来状況　121
　Ⅲ．精神療法的アプローチ（個人的手法）の紹介　122
　Ⅳ．初診　124
　Ⅴ．再診　127
　Ⅵ．終結　131

第9章　日常診療での認知行動療法
.... 大野　裕…133
- Ⅰ．はじめに　133
- Ⅱ．初診時　133
- Ⅲ．再診時　138
- Ⅳ．終結時　143
- Ⅴ．おわりに　144

第10章　抑うつ障害群への診療：初診・再診・終結について
.... 菊地俊暁…145
- Ⅰ．はじめに　145
- Ⅱ．治療における前提　145
- Ⅲ．初診　146
- Ⅳ．再診　152
- Ⅴ．終結　157
- Ⅵ．おわりに　158

第11章　日常診療で行ううつ病に対する行動活性化　　　　　：初診・再診・終結まで
.... 神人　蘭，岡本泰昌…159
- Ⅰ．はじめに　159
- Ⅱ．初診　160
- Ⅲ．再診　163
- Ⅳ．終結　169
- Ⅴ．おわりに　170

第12章　行動療法を活かした短時間のうつ病診療
....的場文子…172
　Ⅰ．はじめに　172
　Ⅱ．初診　174
　Ⅲ．再診　176
　Ⅳ．終結　185
　Ⅴ．おわりに　185

第13章　発達障害者に生じた"抑うつ"への対応について
....米田衆介…186
　Ⅰ．はじめに　186
　Ⅱ．初診　187
　Ⅲ．再診　192
　Ⅳ．終結　196
　Ⅴ．おわりに　197

第14章　発達障害に対する精神療法
....平田亮人，岡島由佳，岩波　明…199
　はじめに　199
●自閉症スペクトラム障害（ASD）　200
　Ⅰ．初診の前に　200
　Ⅱ．初診　200
　Ⅲ．再診　202
　Ⅳ．終結　205
●注意欠如多動性障害（ADHD）　206
　Ⅰ．初診の前に　206
　Ⅱ．初診　206
　Ⅲ．再診　209
　Ⅳ．終結　211

第15章　持続性抑うつ障害（気分変調症）における短時間精神療法の試み：症例の経過を交えながら

　…………………………………………………………………… 樋之口潤一郎…212

　Ⅰ．はじめに　212
　Ⅱ．初診　213
　Ⅲ．再診　219
　Ⅳ．終結　224
　Ⅴ．おわりに　225

索引 ……………………………………………………………………………… 227

第1章

座談会
うつ病に対する短時間の精神療法的アプローチ

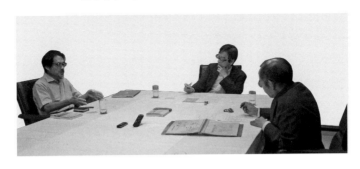

中村　敬（司会）　東京慈恵会医科大学附属第三病院精神神経科
天笠　崇　　　　代々木病院精神科／（公財）社会医学研究センター
須賀英道　　　　龍谷大学短期大学部社会福祉学科

I．回復過程に立脚してレジリエンスを促進

中村　本日はお集まりいただきまして，ありがとうございます。
　日本の精神科医は，大変多くの患者さんを診なくてはいけません。従って，特別枠で精神療法を実施する場合を除けば，初診は別として，日常診療で1人の患者さんに費やせる時間は10分，長くても20分くらいが限度ではないかと思います。
　その中で精神療法的なアプローチは不可能なのかというと，必ずしもそうではありません。特に，病因よりも回復過程に立脚してレジリエンス（自然回復力）を促進していくという観点に立てば，比較的短時間で

も精神療法的なアプローチを実施することはできると私は考えています。

　そのようなことで，ぜひ先生方の経験に基づく，精神療法的なお考えをお聞かせいただければと思います。

　まずは，自己紹介と普段どのような診療をなさっているのか，さらにうつ病の精神療法に対する基本的なお考えを，併せてお聞かせいただきたいと思います。

天笠　私は東京都渋谷区にある代々木病院精神科の科長をしています。平成20年に診療報酬制度が改定され，診療時間5分間未満は通院精神療法を請求できなくなりました。当時，メンタルクリニックの所長をしていましたので，非常にショックを受けつつ，逆にその5分をどうするかということを考えました。

　民間の精神科の医療機関では，どうしても経営的圧力があります。現在の通院・在宅精神療法の診療報酬点数は，5～30分が330点（3,300円），30分以上が400点（4,000円）などとなっています。

　民間の精神科医の立場から言うと，5分超で診療するのがもっとも医療経済的ということになります。では，その5分をどうやって治療的に使うのか。そのために，自分の臨床フィールドをどのように組み立てたらよいのか。そういったことに気を配って診療してきましたし，せざるを得なかったという実情があります。

中村　いち早くそういう発想をされてきたということですね。

天笠　社会的な要請として求められているのだと感じ取りました。

　具体的には，チームアプローチを取り入れています。精神療法的な面では，臨床心理士にチームに加わってもらいました。今は優秀な臨床心理士たちが毎日来てくれているので，その人たちと自分の役割分担をしています。臨床心理士には，主に認知行動療法を提供してもらっています。

　私の役割としては，臨床心理士による治療をどの時期に導入するのかを考えることと，チーム全体に目配せをして，お互いに情報を共有しな

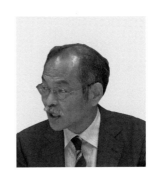

天笠　崇
1987年，東京医科歯科大学卒業。内科研修後，みさと協立病院副院長等を経て，現在，代々木病院精神科科長，（公財）社会医学研究センター理事長，SST普及協会事務局長。産業医，労働衛生コンサルタント，博士（社会健康医学）

がら，場合によっては指示をし，意見交換をして，どうやって患者さんをめぐるチームで治療的なアプローチができるのかを考えながら診療しています。

　また，京都大学の社会健康医学系大学院に社会人入学し，EBM（Evidence-Based Medicine）を学びました。エビデンスに基づいた医療をどう展開するかも重視しています。大学院では，いわゆる過労自殺，労働関連自殺の要因解明と予防を研究テーマの1つとしました。今までに意見書や鑑定書を100例くらい書いてきています。その中で，実際に精神科医療機関に通院した人は約3割です。入院中のものも含め，そのカルテや記録に目を通しました。感じたのは，日本の精神科の特にうつ病治療について底上げしていくことが，こうした悲惨な事例の発生を予防するために重要であることです。この経験から得た教訓も，うつ病の精神療法に関する基本的スタンスに入っています。

<u>中村</u>　大事なキーワードがいくつも出てきました。チームアプローチであるとか，臨床心理士との役割分担，それから過労自殺の問題です。

<u>須賀</u>　私は今，龍谷大学に在籍しています。長いこと愛知医科大学や京都大学の大学病院にいましたし，同時に精神病院や総合病院にもいました。今も，クリニック2ヵ所，総合病院1ヵ所で診療しているほか，検察での精神鑑定も行っています。龍谷大学の保健管理センター内では，学

生や教職員を対象にした診療所とメンタルヘルス相談の両方を行っています。そこでは，相談を受けたり，診療をしたりしています。

　外来の精神療法ということでは，大学病院とクリニックでは，それぞれスタンスや患者層も違います。大学病院のときは，半日で50人くらい診ていましたので，多くの時間をかけられるような状況ではありませんでした。今のクリニックでも総合病院でも，1日で60人くらいを診るというときがあり，多くの時間をかけられません。その中で，自分で精神療法をいかにうまく使うかということで診療してきました。

　午前の9時，10時台は，状態が安定している再診の患者さんに枠を取り，新患の人は11時，12時以降に枠を取って診ていました。大学病院のときは，初診の人は学生が予診をとってからの診療がありましたので，そのときはしっかり時間をかけて診ていました。

　また，初診と再診では，不安定な人と安定している人で時間は違います。再診で安定している人は5分もかけていられず，ほとんど1～2分です。そこでとても重要なことだと思っているのが，目の前に座ってからあえて悪かったことを引き出さないようにすることです。「何かいいことはありましたか？」，そこから聞き始めるようにします。それが今の私のポジティブな手法を使った精神療法につながっています。

　聞くことは初めから決めていますので，患者さん側も長い待ち時間の間に，自分で何を話すかを整理されています。ですから，すでにアジェンダ（話したいこと）の設定が患者さん側でなされているわけです。ある意味の認知行動療法的なものをそこでしているのではないかと思います。短時間で話さなければいけないことはこれだということをまとめているので，こちらもそのことを確認するような形で聞いています。そのときも，「では，次までにこんなことをやってみたら」というような課題をおみやげ的に渡して，次の診察のときに聞かせてもらうということも行っています。

中村　先生のお話の中でも大事なところがいくつかあったと思います。1

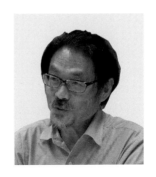

須賀英道
1984年，宮崎医科大学医学部卒業。愛知医科大学精神科入局後，京都大学精神医学講座講師を経て，現在の龍谷大学短期大学部教授。専門は，非定型精神病の診断と精神病理，ポジティブ精神医学に基づくメンタルヘルス

つは，ポジティブな側面をクローズアップするという手法の問題。もう1つは，初診の段階から課題を示すということです。

Ⅱ．早い段階からポジティブ手法を導入

中村　それでは，私も自己紹介をさせていただきます。私は現在，東京慈恵会医科大学附属第三病院の精神科外来で診療しています。通常の外来は，再診以降は予約制です。時間帯によって多少人数の配分は変えていますが，1時間に8人くらいの枠です。そうすると，1人当たり平均7〜8分を費やしていることになります。それ以外には，土曜日あるいは平日の午前中に30分枠，長い人で1時間枠くらいの面接をしています。また，外勤先の総合病院では心療内科という標榜のもとに外来を行っています。企業のメンタルヘルスにもコミットしています。

　精神療法の立場で言うと，基本的には森田療法を中心に診療してきましたので，外来治療でも森田療法的な発想でアプローチすることが多いと思います。うつ病に対しても，森田療法の応用編として，森田療法的な養生指導を提唱しています。普段の短時間の外来の中でもワンポイントアドバイスとして，養生指導，生活療法といった観点でアドバイスをしています。

加えて，私がうつ病の診療を教わった近藤喬一先生の呼びかけで，うつ病のセルフヘルプグループに長く関わっていました。いろいろなうつ病の人たちの生の体験，診察場面では出てこない本音の部分を教えてもらいました。その時の経験も今のうつ病診療で大変役に立っていると思っています。
　初診に関しては，大学病院では初期研修医やレジデント，場合によっては学生が予診を取りますので，それをもとに診察をすることになります。それでも初診には30～40分の時間はかかっています。初診は長いほうだと思います。ただし，再診以降はかなり圧縮して行っています。
　先生方の場合，現在の診療状況と診療時間はどのようになっているのですか。

天笠　現在はうつ病の患者さんの再診の場合，5分あまりで対応できる人は，通常の再診の外来診療に来てもらってフォローしています。それから，やはり会社勤めの人は土日が休みの人が多いので，土曜日の外来も診療しています。土曜日は5分がギリギリです。それだけうつ病を抱えながら働いている労働者の人たちがたくさんいます。

中村　土曜日の外来に来る人たちは，基本的には仕事に復帰されている人ですか。

天笠　そうです。維持療法や，どうやって「患者」を卒業していくのかといったことが視野に入っている人たちが中心です。
　5分でいかに治療的に組み立てられるかを考えて，いろいろ努力してきました。しかし，特に休職中の人を中心に，2015年4月から火曜日に，もう少し時間を取れる外来を始めました。労働精神科外来と呼んでいますが，それでも1人10分ほどです。この外来では職場復帰を目指している人を中心に，少し丁寧に診療し，復帰後は土曜の外来でも対応できるようになることを目指して診療しています。

須賀　私の場合，初診の患者さんでは大体30～40分くらいの時間をかける予定にしています。しかし，初診の患者さんが2，3人いると，そ

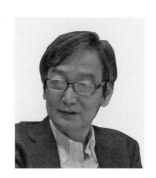

中村　敬
1982年，東京慈恵会医科大学卒業。直ちに精神医学講座に入局し，主として森田療法に携わる。現在，東京慈恵会医科大学附属第三病院長，同大学森田療法センター長，精神医学講座教授

こまで枠が取れませんので，そのときは自分で時間を削減しているというのが実情です。

　大学病院にいたときは，初診時には生活歴，現病歴，家族歴等々を細かく聞いていきながら，まずそこで見立てをして診断を立てていきます。病院実習の学生の指導もしていましたので，そういった手順を基本としていたのですが，クリニックではとてもできません。そこで，どうしているかというと，初診は見切り発車的に，ある程度の信頼関係ができたと思えば，情報の収集はそこで切り上げてしまいます。だいたいどの疾患にあたるかは決まるので，それによって次までに課題を提供するということをしています。そして，再診に来られた人については，またそこで情報の収集をし，課題を提供するという形で並行して進めていきます。

　大学病院では相当情報を聞き出していましたが，それで再診に100％来たかというと，来ない人もかなりいました。そうすると，ただ聞き出すだけで，あまり治療としての意味がなかったのではないか。そう考え，今は見切り発車でもよしとしています。

Ⅲ．自責，自罰のニュアンスを持つ定型うつを念頭に

中村　それぞれの先生方の診療状況をお聞かせいただきました。

まずは定型的なうつ病を念頭においてお話を伺いたいと考えていますが，そもそも定型的なうつ病とはどういうタイプか。もしかすると，治療者によって考えが異なっている可能性もあります。私の念頭にある定型うつ病は，勤労者で，メランコリー親和型や執着気質を基盤にする病前性格があり，特有の状況の変化を状況因として発症してくる。笠原・木村分類の「第Ⅰ型：メランコリー親和型に基づく性格反応型うつ病」のようなタイプです。
　先生方は，どのようなイメージをお持ちでしょうか。

天笠　実は今は，定型的かどうかをイメージしながら診療はしていません。
　過労自殺の裁判に関わってきた経験で，たびたび生前の診断が争点になってきましたが，結局これしかないと思っているのが，操作的に診断をすることです。具体的には，半構造化面接である「M.I.N.I.（精神疾患簡易構造化面接法）」を，初診のとき全例実施することにしています。その大うつ病モジュールの選択モジュールに「メランコリー型の特徴を伴う大うつ病エピソード」があります。これを満たしたら，定型になるかもしれません。

須賀　私も定型をどのように診るのか戸惑いがあります。私の世代は，内因性うつ病が定型という捉え方でずっと診てきました。ですがその概念がなくなってからと同時くらいに，そんな患者さんもいなくなりました。統合失調症もそうなので，社会構造が変わってきているのかなとも思います。時代の急激な変化とともに，内因性そのものが消えてしまったという感じです。学生で多いのは，適応障害，それから不安障害です。一般のクリニックでもそういう人が多くなっています。
　それでは，定型をどうやって診るか。1回よくなってまた反復する人がいます。再燃です。そうすると，その人たちが定型ではないかと思っています。

中村　横断的な病像では，メランコリー的な特徴が目立たなくなってきています。ただし，縦断的に経過を見ていったときに，寛解，再発という

経過を辿った人はかなり定型的なうつ病ではないかという話がありました。やはり，そこでは内因性うつ病を念頭にお持ちかもしれません。

　DSM-5 で操作的に診断すると，うつ病のなかにはメランコリー的な特徴があるタイプから，いわゆる現代型のうつ病まで全て入ってきます。その中で，従来の中核的なうつ病に近いものを念頭におきたいと思います。

天笠　わかりました。

須賀　大きな違いは，状況因の中でも，定型例は自分がしたことの後悔や自責感があることだと思います。確かに今でもそういう人たちはいます。一方で，それを自分で収めるような気持ちよりも，常に他罰的な感じになっていくのが現代型ではないかと思うのです。

中村　それはよいご提案です。それでは，定型例として自責，自罰のニュアンスを持つようなうつ病の人たちを念頭に置きましょう。

■ Ⅳ．M.I.N.I. を実施し，操作的診断基準で診断

中村　それでは今述べたようなうつ病像を念頭に置いて，初診のときにどんな説明をするのか，あるいはどんなことを意識して初診を組み立てているか。一般的には笠原嘉先生の「小精神療法」が広く普及していると思いますが，それをそのまま実施されているのか，あるいは何か付け加えているのか。そのあたりの初診のアプローチをお話しいただけますでしょうか。

天笠　初診の診療時間は，先ほどお聞きした先生方の診療時間より長いと思います。新患の診察には，最低でも1時間を取っています。それぐらい取らないと終わらないからです。以後の5分とか10分の時間でも治療的な診療にするためにも，最初に最低限それくらいの時間が必要だと考えています。他の医療機関からの転院などでもないまったくの新患の場合は，初診には1時間半はかかります。

表1 「大うつ病エピソード」モジュール

1．抑うつ気分
2．興味・関心や喜びの喪失
3．体重あるいは食欲の変化
4．睡眠の変化
5．精神運動性の焦燥もしくは抑制
6．疲労感または気力の減退
7．無価値観あるいは罪責感
8．思考力や集中力の減退あるいは決断困難
9．自殺念慮，自殺企図

　初診時には，ケースフォーミュレーションを意識しながら，基本的に一通りお聞きします。主訴に始まって，経過をお話しいただき，何を目的に受診したのか，今一番お困りのことなどをお聞きします。特徴的なことは，さきほど述べたM.I.N.I.を実施していることです。本書の第4章でも詳しく述べていますが，通常15分くらいで施行可能と書かれていますが，病状の悪い人が受診しますのでもっと時間がかかり，30分前後は必要です。私の初診の診療時間が比較的長い理由の一つです。

　発症時期をできるだけ特定しておくことが再発予防対策のためにもとても大事です。発症時期の頃に「大うつ病エピソード」モジュールの質問を繰り返します（**表1**）。反復性うつ病性障害の場合であれば，さらに質問を繰り返すことになります。

　典型的な定型的なうつ病の場合であれば，精神疾患を含めて他の合併疾患がないことになります。健診結果をできるだけ持参してもらいますが，一般的な身体疾患にかかっていないことを否定するため，何らかの諸検査を計画するのが通常です。「一般身体疾患の否定」といった診断基準もお話しし，「暫定的な診断ですが，うつ病です」と伝えて，重症度についても説明します。重症度によって，薬物療法をはじめとした治療プランが変わってくるからです。感度があまり高くはないのですが，M.I.N.I.の中には「自殺の危険」のモジュールがあるので，それについ

てもお話しします。

中村　M.I.N.I. の中には，希死念慮の強弱についての質問があったと思いますが，質問するだけではなくて，危険というお話しもされるのですか。

天笠　「この診断方法によると，リスクはこうです（ない，ある，あるなら低度・中等度・高度の別）」とお話ししています。重症度が中等症以下で，自殺の危険が中等度以下の場合は外来治療が可能ですが，そうでない場合には外来治療が難しいです。「通常は入院治療を勧めます」というお話もします。しかし，入院したくない人は結構多いですから，入院しないで外来治療を続けるためにはこう手立てましょうとか，継続的にケアができる人がいるか，いなければそれを手配しましょうといった話を必ずします。

　こうした双方向でのやりとりを含め「心理教育」と考えています。診断とその根拠を伝えたうえで，今度は「うつ病の経過」を説明します。「あなた自身がその経過通りにいくわけではありませんが，平均的にはこういう経過をとります」と説明し，当面何をすればよいのかというお話をします。薬物療法，精神療法，生活療法と分けてよいかと思うのですが，薬物療法であればどういう薬物療法をするか，精神療法の場合であれば，通院してどういったやり取りをするのかということを説明します。通常はそこまでの説明に留めますが，軽症の場合であれば「認知行動療法に基づいたカウンセリングも適応になります」というお話もします。また，生活療法としては，薬物療法を選ぶか選ばないか，心理治療を選ぶか選ばないかによります。患者さんの状況と治療プランによりますが，生活療法的には当面は休養主体になる人が圧倒的に多いと思います。病状評価は2週間ごとを基本とし，「2週間ごとに来てください。その経過によってまたその次の治療のプランを決めていきましょう」というお話をしています。

中村　うつ病の経過についての説明というのは，何かシェーマなどを使ってお話しされるのですか。

天笠　そうです。「うつ病の経過」の図を見せ，「この期間が大体2～3ヵ月で，症状が回復するまでには半年くらいかかります」と説明します。私どもの所属している法人の共済データでは，傷病手当給付をもらっている人の平均日数が5～7ヵ月前後くらいです。「あなたの場合どうなるかわかりませんが，回復して職場に戻るまでにはだいたい半年はかかるとイメージしておいてください」と話して，説明に用いた教材（図や表）を渡しています。

中村　患者さんは基本的に悲観的な判断に傾いています。この先展望がない，今の状態が果てしなく続くのではないかと思っているわけです。そのときに，違った時間的な展望を示す。そして，回復に向かう経過を伝える。言葉だけではなかなか印象に残らないので，シェーマなども積極的に使って，いずれは回復に向かうということを視覚的にも示す。それはすごく大事な精神療法的なアプローチだと思います。

　休息については，通常はそれを促すのでしょうか。一時，休息にはエビデンスがないと言われ，うつ病治療に休息は必須かといった意見もありました。

天笠　原則，当面は「休養を主体に」と伝えることが多いです。休息が必要ないということに関しては，十分なエビデンスがあるわけではありません。

須賀　私も休息は必須だと思います。

天笠　薬物療法を選んだ場合は，治療的要因が加わるので「今まで通りの暮らし方にしましょう」という提案をします。休職を希望されている患者さんなら，もちろんその希望に沿います。初期の薬物療法，精神療法，生活療法の組み立てをどうするかは，状況によってパターンが違います。

中村　薬物療法があり，CBT（認知行動療法），カウンセリングがあるという選択肢を示して，患者さんに選んでもらう。薬物療法なしに，認知行動療法的カウンセリングを主にするという場合もあるのですか。

天笠　ありますし，最近は増えています。薬物療法に対するネガティブな

情報が増えたからではないかと思いますが，最初から薬物療法を選ばない人が増えている印象があります。

しかし，中等症以上の人がカウンセリングを選びたいという場合，「肉離れしているのに筋トレするような感じで，ちょっと厳しいですよ」と説明をします。ですから，「軽症かそれよりも改善した段階でカウンセリングを利用するのはよいかもしれません」と伝えています。

V．チームアプローチで情報を共有

中村　軽症例では，薬なしでカウンセリングを行っていく場合もあるということですが，臨床心理士が心理カウンセリングを行う場合，先生はどのような役割を担うのですか。そこは先生のチームアプローチの真骨頂だと思います。どのようなことをご自身の役割として患者さんに伝え，再診以降の面接ではどのようなことに主眼を置くのですか。

天笠　初診のときからすぐということはあまりありませんが，それでも早い段階で臨床心理士とともに進める場合，私を含む医師の指示のもとで臨床心理士たちが対応します。まず自分自身の見立てについて臨床心理士に伝える，あるいは共有するのが役割です。それから，臨床心理士たちがどんなことを行っているのかも，電子カルテの中に記載をするようになっています。ですから，カウンセリング導入以後の再診では臨床心理士が行っていることと，症状の経過の関係がどうなっているかもフォローしています。

臨床心理士たちに対する一番大きな役割は，何かあったときには最後の責任を負うということです。当院では，午後の1時から1時半までの間を，関係しているスタッフの情報共有時間にしています。医師同士でも情報共有しますし，作業療法士や精神保健福祉士とも情報共有し，そこに臨床心理士も参加して，必要があればそこでやり取りをしています。ミニ・カンファランスのようになることもあります。

中村　情報の共有を強く意識しているということですね。須賀先生は初診のプロセスはどんなことを意識しながら組み立てていますか。

須賀　天笠先生の話を聞いて理想的だと思いました。大学にいた頃は確かにそういうこともしていましたが，今は大幅に形が崩れています。定型の初診と言われても，今，先生が言われたように定型の診断は初診では決まりません。ですから，結局，誰に対しても同じように初診をすることになります。

　私の場合は，クリニックでも大学の診療所と同じです。まずは，薬物療法が必要かどうかを聞き出していきます。そのポイントになるのは，希死念慮と睡眠，食欲，不安の4点です。それが強いかによって，薬物療法の要不要を最初に判断していきます。そこで信頼性を得て，次にまた来てもらうようにし，再診は必ず1週間後にしています。1週間後に来れない場合は，そこで精神療法的なアプローチをすることにしています。そのときには，ずっと抱えている問題を聞いていくのか，それともポジティブ手法がよいかといったことも，最初のお話でだいたい方向づけをしています。

　そういったことのために最初に何分取るかというと，患者さんのタイプによって違ってきますが，長くても30分くらいです。薬物療法の場合は，1週間後の再診の約束を取り，「これを飲んでどうだったか，副作用が出たかどうかを来週また聞かせてください」と言って，再診のときに薬物の効果や副作用について聞きながら，これまでの情報，生活のことを追加して聞いています。先ほどお話ししたように見切り発車的に進めているのが実情です。時間がないと，それくらいしかできないという面があるのですが，やってみると典型的な手法を取らなくてもかなりできていると思っています。

　お話を聞いていくと，最初はうつ病圏と思っていたのに，だんだん新たなことがわかってくることが結構あります。5～6回聞いていくと過去のことを話すようになって，虐待された過去があったことがわかる

ケースもあります。それから，うつに発達障害的なものが絡んでいるケースもあり，回数を重ねることによってわかってくることもあります。

<u>天笠</u>　ポジティブな手法でいくのか，いかないのかというのは，どのあたりで区別しているのですか。

<u>須賀</u>　つらさで来られた人には，まず傾聴，共感を入れます。それは大前提です。ただし，"自分はこうありたい"という願望がすごく強い場合には，「生活表」（第8章にて詳しく解説）をつけるなどのポジティブ手法を入れます。例えば，うつで職場の部署内でトラブルがあり，今はとてもつらくて休職している。でも，何とかまた戻りたい，という復業を強く求めている人については，最初は人間関係でどんな問題があったかは聞いていきますが，モチベーションを高めるためにポジティブ手法を早くから並行して行っていきます。薬を使いながら行う人もいるのですが，そのあたりは常に並行しながら進めていきます。

VI. 薬物療法＋養生指導で初期には休養を促す

<u>中村</u>　生活表をつけるという初診のときのホームワークですが，できない人もいるのではないですか。特に，中等症以上だとなかなか難しいと思いますが，そういうケースにはどうされますか。

<u>須賀</u>　先ほどお話ししたような不安，不眠，食欲，希死念慮が目立っている人には薬物療法を行います。

<u>中村</u>　そうすると，薬を使わないのは軽症レベルのみということですか。

<u>須賀</u>　はい。今は圧倒的にそちらのほうが多いですし，一般のクリニックでもそうです。

<u>中村</u>　あえて抗うつ薬を使わずに治療をスタートする医師が増えてきているのでしょうか。ひと頃はうつ病と診断されれば，製薬メーカーはプライマリーケアの医師にもSSRI（選択的セロトニン再取り込み阻害薬）の処方を推奨していました。

須賀　特に若手の先生方はどう考えているかというと，まず診断をつけることが第一になっています。DSM-5 でまず診断して，次はエビデンスの高い薬物療法の中で何を選択するかということで，薬物療法に進んでいます。そういう患者が回ってくることがありますが，お話を聞くと，「眠れなくてちょっと気分が沈んでいる」ぐらいのことで SSRI を出されているのです。「薬の副作用でしんどくなっているので診てください」という人が来ることも結構あります。

天笠　私もときどきあります。それでも薬を希望される人もいるのではないですか。

須賀　います。ですから，最初にどういう方針で診るかを説明しています。

中村　私も軽症例に関しては，初診の時点では薬を処方しない場合があります。それは，患者さんが「できれば薬を使わずに」と希望された場合です。その場合には，2 週間程度の経過をみて，改めて相談することにしています。

　イニシャルトレンドに関する研究があります[2]。ベースラインから最初の 1〜2 週間で多少なりとも回復傾向にある人は，どんな治療をしても回復していくし，プラセボでもよくなります。ところが，最初のイニシャルトレンドが悪化の方向に向かっている人は，何をしても回復までに手こずる。そういうデータです。ですから，最初の 1〜2 週間で少し回復の兆しがあるようであれば，そのまま薬を使わないというアプローチもあり得ると思います。

　しかし，つらい状態が横ばいで続く，あるいは悪くなっているのであれば，薬物療法を推奨します。

　私は，基本的に初診のときに，抗うつ薬に反応しそうかどうかという当たりをつけます。大学病院の入院病棟にいたとき，十分な三環系抗うつ薬によってうつ病はよくなるという原体験があるからです。外来でマイルドな抗うつ薬を使って停滞していた人が，入院で clomipramine を 150mg くらいまで使うことによって回復に向かったということは少なか

らず経験しています。定型像に近い人ほど，抗うつ薬への反応が期待できるということもあります。逆に言うと，定型的な病像からどの程度逸脱しているかに多少注意しながら，初診の時点で病前性格や発病状況に注意を向けるようにしています。

　そして，基本的に抗うつ薬を使いながら，回復に向かっていくだろうという当たりがついたときには，薬物療法プラス養生指導ということにしています。その場合のキーワードは，森田療法の「あるがまま」です。病気であるという事実を患者さん自身が受け入れられるようにしていく。そして，病気の自然経過の中で少しずつ回復してきたときに，休息モードから活動モードへの転換を徐々に図っていく。早すぎた活動モードの促しでもいけないし，遅すぎてもいけない。そのタイミングを計ることが必要です。そのために，うつ病の養生法のパンフレットを患者さんに渡したり，あるいは場合によっては経過を図に書いたりして，「これから回復の時期に応じて生活についての相談をしていきましょう」という話をしています。

　やはり，多くの患者さんに対して，初期の休息は強調します。

須賀　それは必ずします。休息の必要な人については，ポジティブ手法の前に，まず休みましょうと必ず言っています。

中村　入院の森田療法では，遷延したうつ病の人が結構入ってきていますが，7日間の絶対臥褥をやります。臥褥終了時点でBDI（Beck Depression Inventory：ベック抑うつ評価尺度）を取ると，大抵有意な改善があります。それは休息効果が大きいと思うのです。家で休んでいても，何かをしたり，休んだりという随意の休息になります。7日間徹底的な臥褥で活動から離れることによって，回復がリセットされます。そういう経験からも，外来でも初期の休息はやはり必要だと思います。

Ⅶ. 波状経過の上の山が来たときにこそ抑えるべき

中村 先生方の初診の治療のイメージが大分わかってきました。引き続き，再診以降のポイントを教えていただければと思います。

天笠 初診の段階でも説明しますが，回復期の話を初診の段階か２回目ぐらいで必ずするようにしています。初診時のように図を使って，「多くの場合は波状経過をします。そうすると，波に応じて暮らしてしまいます。そうではなくて，わりとよい状態のときに，必ず抑えて暮らしてください」という話をします。よいときにこそ抑える。抑えなかった結果が次の具合の悪さとなって出てくることが多いのです。

中村 やりすぎてはいけないということですね。

天笠 おっしゃる通りです。回復期は６割主義だとか，抑えて暮らそうと，日本の精神科医の多くは言います。ですが，波状経過の上の山が来たときにこそ抑えるべきだという説明をしています。これはエビデンスがあるわけではないのですが，できるだけスムーズに回復期を過ごしてもらえるようにしたいということで説明をしています。ですから，再診のときにもそういう波が出てきているかどうかを聞きます。そして，症状評価をします。

中村 症状をその都度チェックしているということですが，何か尺度は使いますか。

天笠 クリニックでは尺度を使っていたときもあったのですが，今は使わずに，操作的な診断基準の９つの症状について，うつ病モジュールの質問を繰り返します。「２週ごとに病状評価です」と言っています。２週間後の経過によって，薬物療法をしていて２週間前と病状変化がなければ，薬物を増量するのが通常の治療プランです。もちろん，様子を見たいという人もいらっしゃいますが，多くの場合は２〜４週間の病状経過で薬物療法の有効性が確認されない場合，最大量まで増やすことになります。

症状が動いたとすれば，動いたことが何と関係があっただろうかと一緒に検討します。よくなっても悪くなっても，何と関係があったかということを意識するようにしています。患者さんによっては，わからないという人もいますし，あれかもしれないと答えてくださる人もいます。

中村　症状の動きが何と関係しているかを尋ねることは，すごく大切な気がします。何か具体例はありますか。

天笠　何かちょっとでも構わないから関係したことがあるのではないかと聞きます。そうすると，実は普段帰らない田舎にお盆で帰ったら病状が悪化したといったことを言ってくれます。「それでは，実家で何かあったのですか」と聞くと，「これということはないんだけど，実家に帰るといつも悪くなる」というような話をしてくれる人もいます。

中村　もう一つ教えてもらいたいのですが，先ほど先生は過労自殺の研究をなさっているとおっしゃいました。日常の診療の中で，希死念慮，自殺念慮に対して，どのようなアプローチをされていますか。

天笠　その訴えがあった場合，今度は自殺モジュールに移り，過去1ヵ月のリスクを評価します。それが中程度以下なら何とか耐えられるかもしれないという話をします。あるいは，どうやって耐えるかという話を引き出して聞くようにしています。しかし，重症な場合は，入院を選択肢にしなければなりません。特に今の外来は都内にあり入院資源もありますし，一生入院するような昔の入院治療ではないことも伝え，わりとあっさり「入院治療にしましょう」と提案します。そうすると，患者さんのほうから「いや，入院治療はしたくないから，こういうふうにします」と言ってくれて，そこでまた対応できることもあります。

中村　悲観的な認知にチャレンジするようなことはされますか。

天笠　希死念慮があるからということだけでは悲観的な認知にチャレンジはしませんが，それ以外のときにはチャレンジします。例えば，「……と，あなたのように言っている人が隣にいたとしたら，何と声をかけてあげますか」と聞くことも一つの方法ではないかと思います。それで，

「人には肯定的に言えるのに，自分にはずいぶん否定的ですよね」と言うと，「だけど，それは人と自分では違いますから」とか，いろいろやり取りはするようにしています。

　希死念慮についていうと，「症状の一つとして起きていますからね」という話はよくします。「症状として起きているから，うつ病がよくなってくればよくなるはずです」と伝えます。

Ⅷ.「ありがとう日記」をつけてもらう

須賀　私の場合は，初診と再診は根本的には変わりません。情報収集と治療アドバイスが，初診では7：3くらいですが，それが逆転していく感じで，再診でも同じように情報収集はしていくという流れになります。

　基本的に違うのは，再診で来られたときには「前回に比べて，どこがよくなりましたか」と，まずよくなったかどうかを聞きます。「何かまだ困っていますか」とは，再診では大抵聞きません。「いや，何もよくなっていません」と言う人もいますが，「このへんはよくなりました」と言う人には，「すごく良くなったね」と褒めます。自己肯定的に見るような方針で，「何も変わりません」「よくなっていません」と言われても，「毎日ですか」と聞いていきます。そうすると，「いや，毎日ではなくて，いいときもあるんです」と気づくのです。必ずよくなった点を導き出せるようにもっていきます。初診のときはほとんど毎日悪かったのが，「先週はいいときが1日か，2日あった」と言うと，「それはよかったじゃないですか」と評価します。そして，こちらだけでなく，自分でも評価できるように，自己肯定的に見られるようにアドバイスをしていきます。それが再診の基本です。

　そこである程度，こちらの方向性に乗ってくれた人については，先ほどからのポジティブ手法のいろいろな課題を具体的にどんどん提供し，進めていきます。その一つが本書の第8章で詳しく述べている「あり

がとう日記」です．誰でもやってくれるわけではなく，最初は否定的に言われることもありますが，お勧めしています．

中村　ありがとうと言うべき出来事を探しているときは，その人の関心が自分の内側の思考の反芻ではなくて，外の出来事に向きます．結果的に，否定的な思考の反芻から距離を置くという意味合いもあるかもしれません．

須賀　意外に，昔の定型うつの人のほうが乗ってきやすいのです．なかなか乗ってこない人もおり，何回勧めてもダメな人は，なぜ乗らないかと聞いていくと，実は幼少期の虐待や生活環境が非常に歪んだものがあって，素直に喜べないといったことが出てきます．そこで今度は視点を変えて，そのことを聞いていくということもあります．

中村　私も短時間でのアプローチのときには，どうしても必要なときは別として，否定的な側面への直面化より，肯定的な変化に照準を合わせることが基本だと思っています．先生のポジティブ手法とも重なることが多くあります．

　ただし，ポジティブな面にばかり光を当てようとすると，自分のつらさをわかってくれているのだろうかと思われる場合があり得ます．そのあたりのことはどのようにされていますか．ポジティブな感謝の気持ちを書き出したりはしても，実感がついていかない．なかなか腹の底からそういう気持ちになりにくい．そういう人に，何か配慮されていることはありますか．

須賀　最初に，つらかったことに共感を持ち，そこはしっかり傾聴しているときはあります．しかし，すべての人に対して，つらかったことを聞かなくてはいけないかというと，そういうわけでもありません．なかには，つらかったことを話してもらうという時期が長い人もいます．しかし，誰に対してもそうしなくてはいけないというわけでもないことがわかってきて，最近は早めにポジティブ手法に切り替えることもあります．

　そうすると，はじめは悪いことばかり考えていたのが，ものの見方が

変わってくるのです。確かに自分の抱えているつらい面はあっても，こうなりたいとか，自分のよい面も見られるようになってきます。ただし，よい面と言っても，強みの気づきはうつの人はやはり苦手です。

　不安障害とか発達障害の人にも行っていて，その人たちは結構乗ってくれますが，うつの人は強みの気づきは一番遅い傾向にあります。「ありがとう日記」という"感謝"は早めに気づくのですが，"強み"の気づきが遅いのです。それは，自分を否定的に見る傾向があるので，うつに入り，自責的になり，認知的にも歪んだ形でネガティブな面ばかりを見るというパーソナリティ的なものがあります。そういう人たちは初めから強みを勧めても乗ってくれません。ですから，一番簡単にできるものから紹介していきながら進めていきます。期間は長くなりますが，やがて強みの気づきにもつながっていきます。

IX. 過去でも未来でもない「今を生きる」

中村　自殺念慮がある人に対しては，そのこと自体を取り上げざるを得ないことがあると思いますが，その場合にはどのようなアプローチをするのですか。

須賀　学生に聞くと，死にたいという人は非常に多くいます。しかし，自殺念慮も幅が広くて，本当に死にたいかというと違うのです。その場から逃げたいという気持ちを，死にたいという言葉に置き換えている人がほとんどだと思うのです。その人については，初めからそんなに警戒はしていません。死にたいというのは将来の可能性があまりないときに，死んだほうがましという気持ちで言う人が学生を中心に若い世代には多いのです。ですから，将来の可能性についての話が聞かれるようになると，死にたいとは言わなくなります。

　具体的には，学生の場合，就職が決まっているとか，部活に入っていると，自分の役割が認識できているので，それを再認識してもらえば

死んで逃げようということにはなりません。まず将来の可能性のことを話すようにします。

　もともと内因性のような自殺念慮の人の場合は，明らかに見ただけで危険だというのはわかります。そういう人は，天笠先生が言われたように，外来で抱え込むことは絶対にせずに，すぐに入院にもっていくようにしています。

中村　希死念慮や悲観的な思考に対して，認知行動療法的なアプローチで認知そのものを扱うということは行いませんか。

須賀　それはやはり危険だと思います。大学病院のときは行っていましたが，今は外来しかありませんので行いません。本当に危険なときには，すぐ入院にもっていきます。でないと，見せかけはすごくよくなっているようでも，1人になると衝動的になり，危険な場合があるのです。それは早く見立てています。

中村　若年者の場合は，希死念慮から衝動的な自殺企図に向かうことが中高年よりも多いかもしれません。

　私のやり方も紹介したいと思います。再診以降は基本的には投薬を行いながら，養生指導をすることになります。私は，回復期を便宜的に前期と後期に分けています。前期は，天笠先生がおっしゃったまだ波状の経過を辿りながら徐々に回復していく時期です。後期というのは，大体主観的に6〜7割くらいよくなってきたかなというくらいを目安にしています。

　前期のときの養生指導のポイントの1つは臨機応変ということです。やりすぎないことです。例えば，散歩を始めたとすると，往々にして1日1万歩というようなノルマを課す人が多くいます。「かくあるべき」の考えが非常に強いのです。しかし，回復期の事実としては，日によって波もあります。ですから，散歩もよいかもしれませんが，事実に即して，比較的疲労感の軽いときには足を延ばし，しんどいときには早めに切り上げる。場合によってはパスするというように，臨機応変に対応す

ることがポイントです。

　もう1つは,「こうあるべき」「こうあってはならない」ではなくて,「〜たい」から出発するということです。少し身体を動かしたいという「〜たい」が現れたときに,それを行動に結びつけます。禅の言葉に「初一念」という言葉があります。最初に思い立った初一念の「〜たい」に従って行動する。しかし,二念,三念で,「でもこんなことをしていて何になるのだろう」とか,「こんなところを職場の人が見たらどう思うだろう」ということで,せっかく「〜たい」という心の動きがあっても,それを抑え込んでしまうことになりがちです。ですから,「〜たい」を徐々に行動に結びつけていくことが前期のポイントではないかと思います。

　後期になったら,休息モードから脱して,生活リズムを整えながら日中の活動モードを作っていきます。6割くらいの回復レベルなら,それに応じた取り組みをするのです。部屋の片づけでも,車の洗車でも構いません。その日に実行可能な小さな目標を立てて実行します。「今を生きる」と森田療法ではよく言いますが,過去でも未来でもなく,今日1日を少し充実させるというアプローチを取ります。

　自殺の考えについては,私も基本的には病気の症状であることを強調します。無理に考えをやりくりしなくてもよいのです。むしろ,回復の時期が来たら,自ずから消え去っていく性質の考えだという話をします。ですから,認知そのものを直接的に修正するようなアプローチはしません。考えは無理に追いやらず,そのへんに浮かべておいてよいのです。それでも,少なくても自分を損なうような行動には結びつけないこと,考えと行動は切り離していくことを働きかけていきます。

　自殺の直前の思考パターンについて,シュナイドマンが言っていましたが,非常に視野狭窄に陥ります。「会社に戻れなければ死ぬしかない」「別れた恋人が戻らなければ生きていく価値がない」。そのように,二者択一的な思考になります。「かくあるべき」の思考なのです。二者択一

的な思考から脱出させるには，「かくあるべき」ではない，今ふと心に動くもの，例えば何かを見てきれいだと思うといった心の動きに目を向けていくようにする。そのようなことを行っています。

X．「感謝の手紙」でオキシトシン濃度が上がる

中村 自罰と希死念慮が強いある患者さんは，こちらから指示したわけではないのですが，否定的な自分の思いを紙に書いて持ってくるようになりました。診察中には，1週間の生活のことで多少ポジティブな行動変化のことなども報告してくれます。ですから，否定的な側面について，書かれた内容を受け止めているということを伝え，診察の中ではそのことは積極的には取り上げません。だんだんそのようになってきています。

須賀 以前は，問題点とよかったことの両方を整理してもらっていたときもあったのですが，今は問題点のほうは記録しないようにと勧めています。それを書き始めると，そこばかりになるからです。問題点は，言ってくれれば聞く。日記には書かない。とにかく，よかったことを自分で書けるような習慣づけをしていくようにしています。

　感謝の気持ちを表す「ありがとう日記」の代わりに，セミナーでは「感謝の手紙」を書いて相手に伝えるということを対面式で行っています。本来なら感謝したい本人に伝えるのが一番ですが，それは日本人の場合は照れくさくてできません。でも，セミナーの中では皆さん結構気軽に書けます。ペアになった相手に感謝の手紙を書くと，その相手の人は本当に感涙します。そこで涙を出した後は，ぐっと気分が上がっていくのです。

　患者さん同士の集団療法でも行っています。それを行った後には，オキシトシン濃度が明らかに上がるというエビデンスもあります[1]。ですから，気分が向上するのです。

　そこで，私は最近は発達障害の人に，その感謝手法を取り入れ，彼ら

のオキシトシン濃度を上げたらよくなるのではないかと試みています。薬を注入しなくても，感謝の方面に本人を気づかせるだけで，いらだちや不安定さが楽になるのではないかと考えています。

天笠 普段，そういう神経回路を使わなくなっているということなのでしょうね。

中村 最近はマインドフルネスなどの瞑想が流行っていますが，森田療法ではあえて瞑想の体勢を取るのではなく，そのへんに思考を浮かべておきながら，手を動かすということを促しています。いかなる考えもそのままに置きながら，手を動かし，足を動かし，目の前のことに取り組む。そのような日常行動にもっていきます。

須賀 ポジティブ手法も森田療法と重なるところがあります。何も考えずに行動する。そこで，最初に設定した目標まで達すると，すごく達成感が得られ，気分が上がり，モチベーションが上がるのです。うつの人もそれをすると早く上向いていきます。

　一番簡単なのは，掃除です。ただし，どこを掃除するかを初めに決めてもらいます。自分で決めたことができたときに達成感があります。今日は最初にやろうと思っていたことができたということで，ぐっと気分が上がって，では明日もやろうかというモチベーションにつながってくるのです。同じように，ウォーキング，ランニングもどこを歩くか，どこを走るかを決めて取り組みます。まさしく行動療法に近いと思います。一生懸命にやることによって気分の高揚が得られますが，それをポジティブサイコロジーでは「フロー概念」と呼んでいます。モチベーションを上げるにはよい手法なのです。

XI．薬物療法に加え，安心感を提供する

中村 薬物療法を面接の中で取り上げるときに，何か精神療法的な観点で言葉を添えることはありますか。

天笠 初診の人が多いかもしれませんが，SSRI，SNRIにしても，吐き気や嘔吐といったことがあります。それぞれ1割とか3割で，副作用としては頻度が高いのであらかじめ伝えておきます。そして，そういう症状が出て，実際に吐いたら外来に電話してくださいと，あらかじめ話しておきます。

　毎回聞くわけではありませんが，特に薬の量や種類が変わるときには，その直後かその次くらいに，どんな飲み心地だったか，副作用と思われるものは何か出ていないかを聞いています。逆に，効果があったと思える面も聞きます。

中村 それは常識的ですが，とても大事なことです。副作用についても関心を向けてあらかじめ伝えておく。場合によっては電話で問い合わせをしてもよいと保証する。そうすることによって，薬に対する不安は緩和されていきます。薬物療法に加え，安心感を提供するということです。

須賀 薬を使う人は，不眠の症状が強い人が多いのですが，今は眠剤でベンゾジアゼピン系を使わないような流れになっています。しかし，ベンゾジアゼピン系でないと効かない場合は，使わざるを得ないので使っています。やはり，本人が眠れたことを実感することが最優先ではないかと思うのです。ですから，ベンゾジアゼピン系を使ってはいけないという考え方には疑問を持っています。最初に飲んでよく眠れたという実感を持つと，本人もよくなったということで肯定的に見られるようになります。よく眠れる薬は短期間使っても悪くないのではないかと思うのですが，先生方はいかがですか。

天笠 私の場合は，不眠の出方がどうだったかということにもよりますが，典型的ということで言えば，「不眠自体が症状だと思われるので，病気がよくなっていけば眠れるようになると思います」ということを伝えたうえで，抗うつ薬で病気全体がどういう経過を取っていくかを見ることをまずは推奨しています。

　しかし，「いや，先生そうは言ってもここに来たのは抗うつ薬でなく

て，睡眠薬をもらいに来たんだから」という人も時にいます。そういうときはケースバイケースで対応しますが，基本はまずうつ病がよくなることで，不眠もよくなると思われます。一方で，統計は取っていませんが，直感的には1割か1割未満の人は，抗うつ薬だけではなかなかうまくいかず，睡眠の障害が残ってしまうことは確かにあります。その場合は，「薬を使いますか」という提案をして，「睡眠が改善する間だけでも使いましょう」という場合もあります。それでも，「いや，飲まないでもう少し様子を見ます」という人のほうが最近は増えているので，あまり睡眠薬は出しません。

　もちろん，先生がおっしゃる通りで，金科玉条のように使わないという考え方のほうが，それこそ白黒思考に陥ってしまっているので，柔軟に白黒ではない形で対応していく，あるいは他のオプションを用意してあるということを伝えて，対応していくのがよいのではないでしょうか。

中村　私もベンゾジアゼピン系は使います。うつ病の場合には，やはり不眠の改善と不安・焦燥の軽減が，回復過程を発動させる基本条件ですから，眠りを助けるための薬物処方であれば，ベンゾジアゼピン系も使うときは使います。

須賀　私も不安が強いときは入れています。また，薬を持っていることによって，自己暗示効果がすごくあるのです。

天笠　私も，症状が「回復」するまでは服薬し，「回復」後は薬がなくても大丈夫なら減らすことを検討しましょうと事前に伝えて，処方しています。

XII. 過干渉でない見守りが回復に寄与する

中村　家族をはじめとするソーシャルサポートをどのように念頭に置かれていますか。さらに，社会復帰に関してはリワークプログラムの活動が普及していますが，そういったことも含めて，心理・社会的なアプロー

チとして特に力を入れていることがあれば教えていただけますか。

天笠 家族などの付き添いがいることが多い初診では，本人の了解を得て，付き添いの家族や友人に入ってもらって，プランを立てることにしています。また，PSW などが入って情報共有したことは，家族とも共有しています。

家族に対しては，本人から SOS が出たらそれに対応してあげることにして，あとは「気がかりであっても，温かく見守っておいてください。放っておいてあげてください。それで構いませんね」ということを本人も同席で話します。家族は心配のあまりどうしたらよいかと悩んでいたり，家族自身が不安になっていることがあります。ですから，可能な限り，初診で本人と共有した内容を，家族とも共有しておくようにしています。

再来では 5 分診療になってしまいますので，家族が来てくださっても，外来の医事と相談してアポイントをとっていただき，できる限り本人も同席でやり取りするようにしています。

家族ともお互いに情報を共有しておくことは大切です。実際，本人から聞いているだけだとわからないこともあります。本人は否定的に捉える傾向がありますが，結構動けている場合もあります。家族から，むしろこちらが安心できる情報が出てくることも多いです。そうした情報を共有し，「ご家族は，あなたの状態についてこう言っていますけど，あなたからは前回の外来でこう聞きました。このズレは何でしょう」。そんなやり取りができることがときどきあります。

ですから，初診のときは患者さんの家族ともやり取りすることはできますが，再来では希望があったり，あるいはこちらがどうしても自分の力や自分たちのチームでうまくいかなくなったときに，本人にも説明して家族に来てもらうことで，刷り合わせをしています。

中村 家族が同席することで，本人はまだ悲観的な認知に傾いているけれども，もう少し客観的に見ると，肯定的な変化が起こっているとわかる

ことはよくあります。

　須賀先生はポジティブ手法につなげるときに、家族の客観的な意見を活用することはありますか。

須賀　ケースによってあります。ただし、基本は一対一です。家族に来てもらって、一緒に家族療法的なことをするのは、話を進めていくうちに発達障害的なものが見えてきている場合です。その理解は家族にもしてもらったほうがよいですし、それによって本人を受け入れることができるということがあります。状況を家族が理解し、受け入れられると変わってきます。ただし、本人にも病名までは言いません。状況の説明だけです。コミュニケーションが苦手だとか、ADHDならその特徴的なことを本人に伝え、ほかにも強みがあるので、それを伸ばしましょうという説明を家族と本人の両方にするようにしています。

　それから、自殺念慮的なもので少し危険なときに、本人から「絶対家族に言わないでください」と言われた場合、呼ぶべきか、呼ばないべきか、いつも悩みます。そこは本当にケースバイケースです。その人との付き合いがどれくらいかによっても違います。信頼性ができていると、言わないでくれと言われても、「家族を呼ぶよ」と言って少し強引さを示すこともあります。まだ付き合いが浅いときには、やはり本人優先で言わないでおく場合もあります。自殺念慮の場合は非常に難しいです。

天笠　私の場合は、M.I.N.I.で白黒つけることにしています。症状が中等症以上で、自殺リスクが高い場合は、「自殺の危険が高いので、ご家族に連絡を取らせてもらいます」とまず宣言します。それでも、どうしても「連絡を取らないでほしい」と言われたときには、「それならご家族と連絡を取らなくとも、どうやって乗り切れるか、プランを一緒に立てましょう」と伝えて検討します。

　症状が中等症以上で、自殺リスクが高いと評価された場合、原則的には家族がいれば家族にまず連絡します。家族がいない場合は、なるべく本人の地域生活に近いところで借りられる力があれば借りるという組み

立てをやや強引に進めます。

須賀 軽症のタイプの人は，家族と食事を一緒に取っているかをよく聞いています。同居しているにもかかわらず，食事がバラバラというケースがうつの人は多いのです。ですから，「ちょっとしんどいかもしれないけど，できるだけ家族と一緒に食事を取りましょう」ということは指導しています。

家族と一緒に食事をすることがなぜよいかというと，同席することによって，自分のことが家族にもわかってもらえるからです。少しずつ受容性が育まれて，会話が生まれるとぐっと楽になることを本人も気づきます。ですから，家族と接したときのよさや重要性に気づくよう指導しています。

中村 私は，養生のパンフレットをなるべく家族にも読んでもらうようにしています。そうすることで，診察場面でどういうアドバイスをしているのか家族にも想像がつくようになります。それから，少し過干渉な家族に対しては，EE（Expressed Emotion：感情表出）の話を逆さまにして伝えます。つまり，過干渉であると経過が悪くなるという言い方ではなく，過干渉でない見守りが回復に寄与するというデータがあり，家族は回復に寄与することができるという話をします。

須賀 今，過干渉タイプが本当に増えています。そういう人たちは，最初に家族側からこちらに話したいということで来るのですが，それは絶対にせずに，本人との面談からするようにしています。家族との面談は後付けのようにして入れています。

中村 社会復帰に関しては，企業によってリワークを義務づけているところがあります。リワークについてはどのようにお考えですか。

須賀 リワークにもポジティブ手法はすごく有効だと感じています。

天笠 東京都で2ヵ所ある障害者職業センターのリワークプログラムを利用することが多いです。8年前に都内に赴任してきたときと違い，待機期間が必要な状況になっています。インテーク面接，体験利用と，受

け入れまでの期間もあり，患者さんによっては休職満了までの期間の関係で利用できないことがあります。うつ病リワーク研究会に所属している民間のリワーク・デイケア施設を中心に，利用することもあります。

復職を目指したうつ病の患者さんの場合，リワーク開始後3ヵ月から半年くらいで職場復帰できています。

須賀　私は，グループセラピーで毎週セミナーを行っています。経営的なところというよりコーディネートとして行っていますが，リピーターになった人は本当に昔と全然違うくらい元気になっています。

天笠　やはりうつ病のリハビリテーションが，ちゃんと成り立っているということですね。

XIII. 休息からの脱却を促していくことも大事

中村　比較的若年者の現代的な抑うつ，イメージとしてメディアで新型うつ病と言われているような人たちについてです。広瀬徹也先生の「逃避型抑うつ」から始まって，松浪克文先生の「現代型うつ病」，樽味伸先生の「ディスチミア親和型うつ病」など，いずれも比較的共通な病像を捉えています。状況によって，気分が変動する。休みに入ると，比較的よく改善するけれども，なかなか復帰に向かわない。そういった現代的な抑うつに対しては，どんなアプローチをしていますか。

天笠　現代型うつ病と言われている，あるいは非定型うつ病と言われている病態に関しては，自分はあまり診療していない気がします。前者は操作的診断基準にありませんし，後者はM.I.N.I.では十分拾えません。例えば，混合状態であるとか，実は双極II型障害であるといったような仕訳が早い段階でできるからかもしれないなと思っています。これら（混合状態や双極II型）の場合は，もちろんうつ病とは対応が違ってきます。

中村　操作的な診断でうつ病とされる人たちの一部には，むしろ適応障害としたほうがよい患者もいます。そういう人たちには，日常の診療の中

で定型例とは少し違ったところに力点を置くということはありますか。

天笠　特にはないと思いますが，適応障害のきっかけになったストレス因への対応のために職場との連携や調整が必要になることがあります。

須賀　私は，これまで話してきた定型と現代型うつで，はっきり境界づけできないようなものが圧倒的に多いのではないかと思っています。典型的な現代型うつは本当に多いのかというと，それもどうかなという気がします。重なっている部分は非常に多く，そういう人たちもやはり基本的には同じように接しています。違いが出てくるのは，最初にお話ししたような自責的になるか他罰的な話が多くなっているかというところです。

　他罰的なケースでは，つらかったことの共感には時間はあまり割きません。初診の段階ではまずわかりませんし，数回を経てからでないと，現代型だと気づきません。いろいろな症状が揃っているときは，薬を出しているケースもあります。そのときに，薬の反応性がよくないといったところから，もしかしたらそちらのタイプではないかと考えます。そのときは，並行してすでに生活表を書いてもらい，ポジティブな手法も入れていますから，できたことをこちらですごく褒めてあげます。それが有効だと思います。彼らは褒めることには乗ってくれますので，「すごくよくできたね」と言うとニコニコされます。その喜びをわかり始めると，ぐっと変わってくると思います。

中村　確かに褒め上手の上司に巡り合うと，わりとうまく職場復帰できたりします。

須賀　職場では，そのように見てくれない上司とのトラブルからうつに入っています。

中村　環境調整が可能なケースでは，してあげたほうがよいと思います。その場合には，定型的なうつと違って，元の慣れた職場に戻すということにあまりこだわらずに，面倒見のよさそうな，かつあまり侵入的でないような上司のいる部署がよいと思います。

確かに先生がおっしゃるように，途中で定型ではないことに気づいてくることが多くあります。すでに初期の段階で，うつ病の医学モデルに則した治療をスタートさせていますから，だんだんと薬をより補助的な役割に後退させていくことも必要です。特に，現代的な抑うつの特徴として，仕事に対する選択的な無気力を示す，それだけ症状が仕事や職場に向けられています。ですから，社会復帰の段階で改めて本人が仕事を選び直すことも必要です。戻るなら戻る。辞めるなら辞める。異動を希望するのなら異動を希望する。そのようなことを，本人が自ら選び直すことが大事ではないかと思います。こういうタイプの場合には，休息は役に立たないので，むしろ休息から脱却するよう促していくことも大事です。

本日はありがとうございました。

文　献

1) Algoe, S.B., Way, B.M.: Evidence for a role of the oxytocin system, indexed by genetic variation in CD38, in the social bonding effects of expressed gratitude. Social cognitive and affective neuroscience, 9 (12) ; 1855-1861, 2014.
2) Spates, C.R., Pagoto, S., Nakamura, K.: Initial trends in depression scores predict differential treatment outcomes. Japanese Journal of Morita Therapy, 22 (2) ; 151-164, 2011.

回復の時期に応じた養生指導のコツ

中村　敬　東京慈恵会医科大学附属第三病院精神神経科

 I．はじめに

　うつ病のように本来自然回復に向かう疾患の治療においては，自然治癒力を損なわずに助長していくこと，言い換えればレジリエンスを促進することが基本になるだろう。

　回復過程におけるレジリエンスの発動は，抗うつ薬や狭義の精神療法（心理的契機）だけでなく，しばしば生理的・身体的な契機によってもたらされる。「一般的に，うつ病の治療は心理的力の節約と休息による方法を適用して始めるのがいいし，この方法を完全に放棄するようなことがあってはならない。実際，心理的力を節約するこの休息から昂揚が起こりうるからである。……昂揚させるに都合のよい条件さえ整えば，多様な昂揚療法がその状況に応じて用いられてよい。……感覚刺激療法や作業による昂揚療法などは，つねに患者を動かすこと，患者に行為をひき出させることからなっている」(Janet, P.)[2]。Janetの言う昂揚療法とは，志気の発揚を含めた行動による賦活作用の謂いであろう。要するにうつ病治療は，休息から賦活へという方向性を原則とするということである。

　同様の観点から筆者は，「あるがまま」という森田療法の立脚点をキー

ワードにしたうつ病の養生法を提唱してきた[5〜7]。ここでいう「あるがまま」とは，まずうつ病に罹っているという現実を受け入れ，悪循環を招かぬよう回復の時期にふさわしく生活を調整していくことである。そして回復期には徐々に休息から活動に移行し，心身の健康な働きを助長していくことである。そのような活動はさらなる自然回復を促す契機になるからである。

この稿では，時間の限られた日常診療においてどのように養生指導を実施するか，その要点を示すことにしたい。

II．初診

初診には30〜40分程度の時間がほしいところである。初診面接では，主訴，現病歴，既往歴，家族歴，（簡単な）生活歴，病前性格の聴取に基づき，暫定診断と当面の治療方針について患者への説明を行うことが通例であろう。

1．診立てと治療方針の伝え方

暫定診断と初期治療の方針についての医師の考えは，なるべく初診時に患者に説明しておきたい。初診の時点では診断がつかない場合もあるが，2，3回目の診察までには暫定的な診断を絞り込んで患者に伝える必要がある。ところで診立てを伝えるとは，診断名だけでなく，医師が患者の抱える問題をどう理解したかを要約して提示することである。たとえば「2ヵ月前から何もかもおっくうになって，朝から気分もふさいで仕事に行かれない状態が続いているのでしたね。そんなご自分を責め続けてもきたのですね？　夜もよく眠れず食欲もなくなっていたのですね？」というように，疑問形で提示することによって，患者の同意が得られるかどうかを確かめていく。このように患者の反応を確かめながら問診内容を要約することは，これからの治療が医師と患者の共同作業によって進められると

いうことを示唆するものであり，良好な治療関係を築くことに寄与する[8]。

さて，問診によりうつ病の診断がはっきりしたら，笠原の小精神療法にも強調されているように[3]，病気であることを明確に伝えることが原則である。「今日はよく受診を決断されましたね。～さんが苦しんでこられた状態はうつ病という病気による症状だと思います。うつ病は適切な治療と療養生活によって改善する病気です。今日からその治療を始めることにしましょう」というように明言するのである。ただし，ストレス状況に起因する適応障害（抑うつ反応）とうつ病との鑑別に迷うような場合には，「このような症状が続くことをうつ状態といいます。特に～さんのうつ状態は，ストレスの多い環境（出来事）が引き金になっているようなので，今後その環境を調整する必要があるかもしれません。このことについては，もう少しよくなった段階で，改めて相談することにしましょう」といった説明のほうが適切であるかもしれない。

2．うつ病のどの時期にあるかを検討し，患者と共有する

診立ての段階において，今後精神療法的アプローチを実施する上で必須のポイントは，患者がいまうつ病のどのような時期にあるかということである。図1のようにうつ病の病期を①極期，②回復前期，③回復後期，

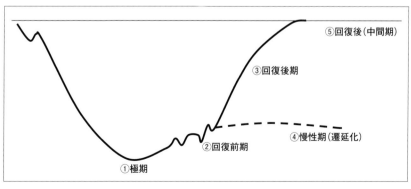

図1　うつ病の病期

④慢性期（遷延化），⑤回復後（中間期）に区別し，患者と共に現在の位置を検討し共有するのである。患者に対しては「今回のうつ状態で一番具合が悪かったのはいつ頃でしょうか？ その頃と比較して今の状態は多少なりとも軽くなっていますか？ それともほとんど変わらず具合が悪い状態が続いていますか？」と尋ねてみる。最悪の状態から横這いのままでほとんど改善のない状態に留まっていれば極期，多少なりともよくなってきているなら回復期に入ったものと判断する。回復期にあると考えられる場合は「本来の状態を100としたとき，今の状態は何％くらいだと評価できますか？」という質問を向け，およそ60～70％以上なら回復後期，それ以下なら回復前期と見なすのである。ところで，うつ病の経過が遷延する場合，極期の状態がそのまま持続している症例よりも，むしろ図1の④に示したように病相の回復過程が途中で失速し，中途半端な改善状態に固定したかの観を呈するケースが多い。そこで病歴から遷延性の経過（慢性化）が疑われる場合には，さらに「今の状態になってからどれくらいの時間（週，月，年）が経っていますか？」という質問を重ね，慢性期にあるか否かを判断するのである。できれば図を紙やホワイトボードに書いて示しながら，どのような時期にあるかを患者と共に吟味することが望ましい。

　上記の作業には2つの意味がある。第1には，病期のどの時点にいるかを患者と共有することによって，その時期にふさわしい養生の仕方を今後の診察時の話題に据えることである。第2には，患者が自分の将来に対して抱く悲観的認識，苦痛に満ちた現状が果てしなく続くといった絶望感に対し，異なる時間的展望（自然な回復の道筋）を示すことである。

Ⅲ．再診

　2回目以降の診察はおよそ10分間程度を想定しておく。その中で症状の評価や処方の説明に数分を費やすとしても，残りの時間は患者の日々の生活に対話の焦点を当て，その時期に適切な養生指導をワンポイントアド

バイスの形で実施するのである[5〜7]。そのためには「(前回以降の)生活はどうでしたか？ 前から変化したことがありましたか？」といった質問によって，医師が積極的に患者の生活に関心を向けることがなくてはならない。なるべくならこの話題に5分以上を用いたい。その際，停滞している生活状況を問題として取り上げることが時には必要になるかもしれないが，どちらかといえばささやかであれポジティブな行動に焦点を当てたほうが効果的である。肯定的な変化の萌芽に着目し，それを跡づけることが患者のさらなるレジリエンスの発露につながり得るからである。患者の自己効力感を高めることに重点を置く関わりだと言ってもよい。それゆえ医師は注意深く患者の報告に耳を傾け，建設的な方向への行動変化を見出した時には，「すごい！」「やりましたね！」といった言葉を添えて，驚きを込めてその行動を肯定的に照らし返すのである。こうした医師の支持と承認は，患者をさらなる建設的な行動へと後押しする効果をもたらすだろう[8]。

以下，回復の時期に沿った養生指導のポイントを解説する。

1．極期の養生

- この時期には，何かをすることによって状態の改善を図ろうとしてもうまくいかない。極期には心身の休息を得ることを最優先にして，そのための環境を整えることが重要である。たとえば単身赴任者なら自宅に戻る，家庭でなかなか休息できない場合は入院も考えるなどの具体策が必要とされる（「果報は寝て待て」）。
- うつ病からの回復には，全経過を通して通院，服薬が欠かせない。養生の実践は，薬に頼らず自力で回復を図るという意味ではないし，自力で克服しなければ，という発想は「かくあるべし」になって，自分を追い込むことになりやすいのである。服薬を躊躇する患者には，「薬は自然回復力の発動を促し，回復を後押しする働きを持つものです」といった説明が，比較的受け入れやすいようである（「通院，服薬は欠かさない」）。

2．回復前期の養生

- 冬の後には必ず春が来るように，どん底を過ぎれば必ず回復期が訪れるものである。回復期の始まりには，日毎の状態変動が目立つ時期がよく見られる。この時期には自殺が多いことから，精神科の先達は「三寒四温」という比喩を用いて，一進一退の経過に患者が落胆せず希望を持てるような言葉を送ってきた。それに倣って筆者もこのような状態の揺らぎを「三寒四温」という言葉で説明し，この頃からぼつぼつ，養生の実践を心がけてもらうよう促している（「三寒四温は春の便り」）。

- うつ病の症状にやみくもに抗うのではなく，状態に応じて活動と休息のバランスをはかることは，養生の基本である。例えば，うつ病特有の「疲労感」を目安に置いて，「疲労感が強いときは休息を主とし，それが軽いときは手のつけやすいことから行動してみましょう」というように伝えるのである。疲労感の代わりに「おっくう感」でも構わない。「おっくうさとやってみようかなという気持ちが五分五分なら，とりあえずやってみるといい。それ以下ならやめておくことにしましょう」といった説明である。軸足はまだ休息に置きつつ，「臨機応変」の姿勢で動きやすい時に無理なく行動すればよいのである。（「臨機応変」）。

- この時期には徐々に健康なエネルギーや欲求が回復してくるものの，まだその力は弱い。しかも心にふと浮かんだささやかな欲求（初一念）に対して，「こんなことをしても意味がない」「仕事もせずに何をしているのか」といった「かくあるべき」「かくあってはならない」という考え（二念，三念）によって，自ら封殺してしまうことが，うつ病の人々に起こりがちな事態である。それだけに芽生えたばかりの欲求を「かくあるべし」に絡め取られずに，自然に行動へと発揮していくようアドバイスすることが重要である。「『〜たい』という気持ちが起こったら，それを実行してみましょう。少し外の空気を吸ってみ

ようかといった気持ちが芽生えたら，外をぶらぶら歩いてみるといい。もうちょっと足を伸ばしてみようかという気になったら，その『感じ』に身を委ねてみましょう」というように。そのようなささやかな体験が，この時期にはさらなる行動のはずみになることがあるからである（「～たい」を実行に移す，「初一念」）。

3．回復後期の養生

本来の状態の60～70％くらいまで回復したころの心得である。気分は以前に比べると大分楽になっているが，まだ意欲，根気が不十分な時期であろう。

・ここまで回復してきたら，生活は規則的に整えたほうがよい。起床，就寝，食事の時間は大体一定にし，徐々に建設的な行動を増やしていく。「ぼちぼち活動モードへ移行する時期に来ています。たとえば掃除，洗濯などやりなれたことから少しずつ手がけてみてはどうでしょう」というように促すのである。森田療法でしばしば引用される「外相整えば内相自ずから熟す」という言葉が，この時期であれば無理なく適合する。つまり外相（行動や生活の形）を整えていくことによって，後から内相（心の内面＝感情や思考）がついてくるという意味である。ただし特別新しいことに挑戦する必要はなく，やりなれたことから再開したほうが無理はない（「生活の形を整える」）。

・うつ病のときには，過去の後悔にとらわれ，また未来への憂慮に引かれて，宙吊りのような心理状態にある。それだけに今できること，目前にあることをひとつひとつ実行し，現実に着地することが重要なのである。「60％の回復状態なら60％の状態なりに，今日一日の充実を心がけていきましょう。小さな目標（部屋の片づけをする，美容院に行く，衣替えをするなど）を設定し，実行していくのもいいと思います」といった働きかけをしてみることである（「今に生きる」）。

・社会復帰が近づいてくるに従い，先を考えての不安を抱きやすい。し

かしこの不安感は病初期の不安焦燥感とは性質が違う。そこで患者には次のように伝えることにしている。「今の不安は，無事復職を果たしたい，順調に回復したいという願いの裏返しですから，あってはならない症状とは違います。むしろいくばくかの不安を感じるほうが自然だと思います。こうした不安は無理に排除する必要はなく，一時の雨模様と考え，そのままにしておけばいいのです。朝雨がいずれ上がるように，社会生活に戻り，日が経つにつれて自然にその不安は去っていきます」（「朝雨に傘いらず」）。

・「仕事に戻るからには，今まで迷惑かけた分を取り戻さなくてはいけない」といった「かくあるべし」を自分に課している人は多い。だが「かくある事実」は「病み上がり」の状態ということである。そこで患者には，「いきなりフルに働こうとするのは，足を骨折した人がギプスが取れた途端に走り出すようなものです」といった比喩を交えて説明し，負担軽減勤務など，軟着陸のために具体的な手立てを講じることが事実に即した態度であることを納得させるのである（「かくあるべしにとらわれず，かくある事実を受け入れる」）。

4．慢性期の養生

これまで，極期および回復が進んでいく時期における養生の心得を記してきた。だが長期にわたる治療にもかかわらず回復過程が停滞し，数ヵ月～数年にわたって経過が遷延する症例（慢性化例）も少なくない。「現代型うつ病」（松浪）[4]や「ディスチミア親和型うつ病」（樽味）[10]などの現代的な抑うつ病像も，ここに含めておくことにする。このようなケースに対しては，急性期とは異なるアプローチが必要になる。慢性化例では，現代的な抑うつのように当初から demoralization を特徴とする症例[9]や，経過が遷延する中で二次的に demoralization に陥った症例がみられる。Frank & Frank によれば「患者の症状が demoralization の現れであるなら，いかなる手立てであろうと，self-esteem の修復によって症状が軽減し得

る」という[1]。慢性化した症例の治療を端的に言うなら，なるべく早期に「病者の役割」から離脱させ，無力感の軽減，能動性の回復を図ること (remoralization) である[9]。このような観点から，慢性化したうつ病・うつ状態の患者に対して次のような治療原則が導かれる。

・休息から活動へと舵を切る

急性期のうつ病の人びとが休息から養生を始めるべきことは，既述の通りである。ただし経過が長期に遷延した患者に，いつまでも休息を続けさせることはかえって回復の妨げになる。それゆえ，「いままで医師の指示にしたがって，休息に努めてこられたのですね。たしかにうつに陥った当初は，休息によってエネルギーの充電を図ることが適切です。けれども〜さんの場合はずいぶん時が経っていますので，休息が効果を上げる時期は過ぎています。むしろこれまでのような休養生活から脱して，徐々に行動を増やしていったほうが回復のきっかけをつかめるように思います」と伝え，活動的な生活への転換を促すことが鍵になるのである。

・生活リズムを整える

気ままな休養を続けているうちに生活リズムが崩れて昼夜逆転に陥り，そのためにますます行動範囲が狭まって，意欲や能動性が減退するという悪循環が生じやすい。それだけに「病者の生活」から脱するための必要条件として，「起床，食事，活動，就床の時間を一定にして，生活リズムを立て直していきましょう」という提案がなくてはならない。

・孤立した生活から脱して他者との関係を再構築する

うつ病・うつ状態が長期間になると，同僚や友人との交流が乏しくなるなど，総じて他者との関係が希薄になっていく。そのことが一層，孤立無援感を募らせ，self-esteem を損なうことになる。そのような患者に対しては，自分のことを相手がどう思っているか想像してもらう。「長い間連絡もしなかったので腹を立てているだろう」「明るい話題もないし，暗い声で電話したら迷惑に思われるだろう」というように，大抵は悲観的な予測を抱いているものである。そのような否定的認知を取り上げ，修正を図

るというアプローチもあり得るが，筆者は認知の歪みそれ自体よりも，そのような否定的予測の裏に相手との関係を損ないたくないという願いが潜んでいることを見出し，そこに焦点を当てるようにしている。「そう思えば，気後れしてしまうのも無理はありませんね。でも〜さんのように相手を思いやるのは，その人に嫌われたくない，受け入れられたいという気持ちの表れではないでしょうか。もしそうなら，恐る恐るでも自分から電話をかけるかメールを出してみてはどうでしょう？ もしかすると〜さんから久々に連絡が来たことで，その人も安心するかもしれませんよ」というように，対人関係の再構築のために自ら行動を起こすことを奨励するのである。そのような知人，友人が見当たらない時には，グループによる治療環境を活用していくことも有効である。デイケアやリワークプログラム，入院森田療法などに参加し，孤立した状況から脱することがしばしば改善の契機になる。

・薬物の役割を再定義する

「病気は医師に治してもらう」という医学モデルに沿って，長い間「病者の役割」を引き受けていると，自分から変化を起こすことができるという可能性に目が向かなくなってしまう。ことに現代的な抑うつを呈する人々は，「病者の役割」に固執し，医師から「もっと効果のある薬」を処方してもらう以外に対処の術がないといった心理に陥りがちである。そこで医師は，効果の期待できる薬がないか今後も検討を行うことを保証した上で，「薬は回復を後押しする補助手段です。でも足踏みしている回復過程をもう一度勢いづけるには，薬だけでなく日々の生活での〜さんの取り組みがより大きな力になると思います」といった呼びかけを行い，本人の行動が回復の原動力になり得ることを明確にすべきである。

・社会復帰の道筋を明確にする

うつ病・うつ状態が慢性化した結果，退職，退学を余儀なくされるなど，社会関係への帰属が失われることがしばしばである。そうでなくとも長期間休職を続けるうちに，職場復帰のイメージやリアリティが希薄なものに

なっていくことも少なくない。そこで今後の社会復帰の道筋を再度明確にすること，元の職場に復帰するのか異動を希望するのか，その希望を誰に伝えていくのか，あるいはどのように再就職先を探すのかといった方向性を検討し，患者自身がそれを選択できるよう援助することが課題になるのである。

Ⅳ. 終結

　治療終結の必要条件は，抑うつ症状が寛解し，安定した社会生活に漕ぎ出すことである。さらに一定の維持投薬期間を経て薬物の漸減休薬に至れば，終結のタイミングを迎えたということになろう。ここでは寛解後に，再発予防を目的として行う養生指導のポイントを示すことにしよう。

- 病気をきっかけに，以前の生活を振り返り，過労を避ける，自分自身の時間を確保するなど無理のない生活態度に修正できれば，その後の健康の礎になる。患者には「過労しないように」といった抽象的助言より，「**遅くとも21時までには帰宅するよう心掛けてください**」というように，なるべく具体的な線引きをするようにアドバイスしたほうが効果的である。またこの時期には「**～さんは自らが病んだことで，他人の病や苦悩にも共感できるようになったのだと思います**」というように，「病の体験」が有する意味に言及してもよい。まことに病むという体験を通して人は成熟するのである（「一病息災」「禍転じて福」）。

- 再発を防ぐためには，病気に対する恐れを心のどこかに残しておいたほうがよい。ことに自らのうつ病の初期症状がどのようなものであったかを覚えておくことが役に立つ。「**もしも初期症状を告げる黄色信号が灯ったら，まず思い切って2～3日休むことにしましょう。その上で，予定を繰り上げて早めに受診してください**」といった対処策を提案し，合意を得ておきたい（「喉もと過ぎても熱さ忘れず」）。

- 一般にうつ病親和的な性格の人は，異動，転職，転居などの変化が発症や再発の状況因になりやすい。そこで患者には「〜さんは慣れ親しんだ環境では人一倍力を発揮する性格です。ただ，新しい状況に慣れるまでには時間がかかる傾向にあるので，環境が大きく変わる時には，始めから『完全』を求めず，ゆっくり時間をかけて馴染んでいってください」というように事前の心構えを促しておく（「急がば回れ」）。
- 病から回復すると，とかく服薬，通院を止めることを急ぎがちである。しかし早すぎる休薬は再発の危険を高めることが知られている。そのような情報を患者に伝え，「回復後少なくとも半年くらいは大幅な減薬をせずに経過を見ることがふつうです。その時点まで安定しているようなら徐々に薬を減らし始め，時間をかけて中止していきます」と，今後の投薬の見通しを伝えておくことが，自己判断による性急な中断の歯止めになる。なお数回再発を繰り返した症例には，休薬せず，維持量の抗うつ薬を継続することも選択肢のひとつである（「病は癒ゆるに怠る」）。

V．おわりに

　うつ病のどのような時期にあるかを踏まえ，その時期に適した養生指導のポイントを述べてきた。ところで説明の末尾に，ことわざや標語を記しておいたことにお気づきいただけただろうか。そこには筆者なりの多少の意図がある。思考制止の認められるうつ病の人びとは，治療者が長々しく説明しても，後から印象に残らなかった，覚えていなかったということがしばしばである。それゆえに，少しでも印象に残る伝え方を治療者は工夫しなければならない。ことわざは私たちの生活世界，日常経験になじみ，そこに根拠をおいた一種の隠喩に他ならない[6]。隠喩やことわざを用いることによって，養生のコツを患者の日常経験や病気に対する一般知に結びつけ，少しでも記憶に留めてもらいたいということが，筆者の切なる願い

である。

文　献

1) Frank, J.D., Frank, J.B.: Persuasion & Healing, Third Edition. The Johns Hopkins University Press, Baltimore, 1991.
2) Janet, P.: La médecine psychologique. Ernest Flammarion, Éditeur Paris, 1923.（松本雅彦訳：心理学的医学．みすず書房，東京，1981.）
3) 笠原嘉：軽症うつ病：「ゆううつ」の精神病理．講談社，東京，1996.
4) 松浪克文，山下喜弘：社会変動とうつ病．社会精神医学，14；193-200，1991.
5) 中村敬：森田療法によるうつ病の養生と治療．こころの科学，97；67-71，2001.
6) 中村敬：うつ病の森田療法．福岡行動医学雑誌，9；9-15，2002.
7) 中村敬：うつ病の森田療法：いつ，いかにして行動を促すか．精神経誌，117（1）；34-41，2015.
8) 中村敬：不安症群の患者に対する精神療法的アプローチ．中村敬編：日常診療における精神療法：10分間で何ができるか．星和書店，東京，p.85-97，2016.
9) 中村敬：現代的な抑うつは，どこから来て，どこに行くのか．臨床精神病理，39（1）；71-80，2018.
10) 樽味伸：現代社会が生む"ディスチミア親和型"．臨床精神医学，34；687-694，2005.

生活習慣指導の実践
——大学病院精神科外来でのうつ診療——

井原　裕　獨協医科大学埼玉医療センターこころの診療科

 I．はじめに

　うつ診療の患者に対する生活習慣指導について，私の臨床経験を述べる。
　私の外来には，一都六県を中心に，九州，中四国，北海道，ときには海外在住の人も受診する。遠方からの受診者の多くは「薬に頼らない」という情報を得てくる[9,10]。一方，当院は保険医療機関で，生活保護指定でもある。すべての患者に公平にご奉仕させていただくのがルールである。私の持ち時間を患者数で割った時間が一患者の診察時間であり，必然的に「5分診察」となる。なかには，西日本の島嶼部から前後2泊して飛行機を乗り継いでお越しになる人もいるが，この人にも「それでも5〜10分しかかけられません」と申し上げている。
　年齢層は3歳から100歳まで，社会階層は生活保護受給者から高所得者層に至るまでの全階層におよぶ。知的機能・教育歴も両極間をカバーする。
　行動症状を呈する遺伝疾患の成人例を積極的に診ているため，知的障害者も受診する。なかでもプラダー・ウィリー症候群は，激しい行動症状を呈するため，精神科医の関与が必要である。私はすでに120例ほど診て

おり，好むと好まざるとに関わらず，専門家の座に祭り上げられてしまった。

　知的障害が多い一方で，知識階級が多いのも私の外来の特徴である。霞が関の官僚，大手町の銀行マン，兜町の証券レディ，六本木のIT系会社社長，政治家，弁護士，大学教授なども受診する。医師も，精神科医を含めて，患者として訪れる。医師の家族・親族はそれこそ膨大な数に上る。報道関係者とその親族・知人も多い。多くは，私の著書[4～7]を読み，あるいはインターネットの記事を見て受診する。

　ほとんどのケースで，診察は前医に対する不満から始まる。ある一流商社のエリート社員は，「適応障害と言われて1年，うつ病と言われて2年，双極性障害と言われて2年通った。2回も休職した。普通，5年たっても結果が出せなければ，民間企業ならクビですよ」と開口一番言ってきた。前医の責任を私になすりつけられても困るが，前医の代わりにクビを切られてもいけないので，誠実に治療に当たらざるを得ない。不信感は，こちらが軽率な発言を行えば，いとも簡単に私自身に向かってくる。激しい感情の爆発は，避けられるものなら避けたい。

　以下に大幅に個人情報を改めた症例を提示し，私の生活習慣指導の実際を素描する。

II．初診時

　症例：鈴木勉さん（仮名），50歳，企業の研究職。10年におよぶ「うつ病」治療歴あり。10年前に1ヵ月，半年前に3ヵ月の休職歴あり。転医希望で受診。

　この人の場合も，前医数名の治療に対する不満があって，当科に移ってきていた。しかし，前医の事情もある程度わかるので，そこは本人の怒りをなだめつつ，前医の弁護を行う。

「A大学のB教授の診断は，今日の精神医学の標準から大きく逸脱しているわけではありません。国際的な診断基準に則って診断しても，やはり『うつ病』と診断されると思います」
　「B先生の薬物療法は標準的です。よく使われるパロキセチンを主剤にして，そこにアルプラゾラムを併用して，効果を補おうとする。そして，睡眠を安定させるために，ゾルピデムを使う。これらも，各種ガイドラインや専門誌などに記された，ごく平均的な処方だと思います」
　「『お薬手帳』を拝読しましたが，以前，セルトラリンを使って今一つだったので，パロキセチンに切り替えたとか。バルプロ酸を強化療法的に使ってみて，眠気があるのでやめたこともあったようですが，このあたりの処方の工夫も，少しでもうつから回復するように，精神科医として誠実に薬剤調整の努力を行ったということだと思います」

　少なくともここで，患者と一緒になって前医の批判をするようなことはしない。それは前医をかばうためだが，それとともに来るべき自分自身への非難に対する防御線を張るためでもある。私の外来を受診する患者の多くは，精神科医に対して不満を持っているが，それは過大な期待を抱いて裏切られたからであろう。患者の医師に対する感情は，理想化とこきおろしの両極を動く。初診時に，患者の前医への怒りをあおるようなことをすれば，後日，その怒りは自分に向いてくる。ここは，患者の怒りのエネルギーを生活習慣改善への原動力に変えることである。
　さて，ここから生活習慣指導が始まる。病状説明と心理教育と療養指導が三位一体となっている。まずは，一般論を述べる。その際，医師の薬剤調整だけでは限度があること，本人にも生活習慣改善の努力が必要だということを説いていく。
　患者の多くは，「精神科医は治してくれないし，話も聞いてくれない」といった被害者意識を抱いている。その気持ちはわかるが，しかし，うつの治療は，精神科医が治すものではなく，患者自身が生活を変えることで

治していくものである。医師は援助することはできるが，治療することはできない。患者側にも意識改革が必要となる。

それに加えて，治療者のほうも「話を聞いてあげる」だけで治るようなものではないと知るべきであろう。精神療法の教科書には，「傾聴・支持・共感」などと書いてあるが，目的をもって傾聴しなければ意味がない。数秒ごとに機械的に頷くようなことをして，これで治るならプロの治療者は必要ないであろう。

「ここまでお薬に関してお話を伺いました。ただ，現在の鈴木さんのこころの健康の回復にとって必要なことは，どの薬を選ぶかとか，どのくらいの量で使うかとか，どの薬と組み合わせるかといった問題ではないように思います。むしろ，睡眠覚醒リズムの安定と，仕事の能力の回復が課題でしょう」

次いで，本人の生活習慣に関する現状分析を行う。

「現状では，睡眠覚醒リズムが不安定です。2時に寝て，6時に起きる日もあれば，22時に就床して，7時に起きる日もある。朝起きたときの倦怠感がひどくて，仕事を休んで昼まで寝ている日もある。休日は，たいてい11時まで寝ている。このあたりの睡眠パターンを伺ってみれば，おおむね予想がつきます。平日の睡眠が質・量とも不足しているのだと思います」

最初に，患者の責任で直ちに着手しなければならないことから始める。目的は，「医者を非難する前に，まずは自助努力せよ」ということを言外に伝えるためである。そこで，患者側の責任に関して，言い訳の余地のないテーマから入る。たとえば，アルコールである。

「睡眠の安定のために，まず，寝酒の習慣をやめましょう。わずか1合ほどとのことですが，その程度の日本酒でも睡眠の質を損ないます。睡眠が浅くなって，トイレに行きたくなって，途中で目が覚めたりします。そもそも薬物療法中は完全断酒が原則。一滴も飲んではなりません」

酒については，厳しく指導する。ここで妥協しては，治療にならない。

「パロキセチン，アルプラゾラム，ゾルピデムは，本来，酒を飲む可能性のある人に処方してはならない薬です。『クルマ乗るなら酒飲むな，クスリ飲むなら酒飲むな』です。車で帰ることがわかっている客に居酒屋の店主は酒を勧めてはいけません。同じく，酒を飲むことがわかっている患者に医師は抗うつ薬を処方してはいけません。といっても，薬はいきなりやめてはよくないので，減らすことにします。本来，今日だって薬は出すべきではないのです。でも，突然やめるのも危険なので，現状より減らすけれど，やむを得ず出すことにします。薬が減りますから，多少不快感が出ることなどがありえますが，その点はおふくみおきください」

ここから，睡眠衛生指導に入る。

「まずは，起床時刻を一定にしましょう。目覚める時刻が不規則だと，頭が時差ボケ状態になります。平日は会社に出勤するために6時起床ですね。では，7時間の睡眠を確保することにして，22時半から23時には就寝するようにしましょう。休日，多少疲れが出て朝寝坊することでしょう。でも，その場合も7時には起きて，午前中は外を散歩するなどしましょう。午前中散歩することで，体が温まります。午前中に一度体を温めておけば，1日を快適に過ごせます。昼食後の昼寝はOKで

す。仮眠は朝食後や夕食後は避けましょう」

「職場でもし昼下がりに眠くなるようなら，1時間の昼休みの後半を昼寝にあててもいいでしょう。あるいは，昼食の内容を見直してもいいかもしれません。糖質を摂ると眠気が出るので，昼食は糖質オフにしてみましょう」

「終日デスクワークで，歩く量が不足している可能性があります。まずは，万歩計をつけて歩数をモニターしましょう。朝夕の通勤を含めて，1日の歩数7,000歩を目指しましょう。これはよく眠るためにも必要です。50歳の男性にとって，7,000歩の歩行に相当する肉体疲労ぐらいは，あったほうが夜の眠りの質が上がります。会社ではエレベーターを使わない。営業は車ではなく電車を使う。帰りの電車は一駅分歩いて，隣の駅で乗るなどもいいでしょう」

「今日から睡眠日誌をつけてください。目標は，①23時就床，②6時起床（休日は7時まで可），③7,000歩としましょう。①②③の目標を睡眠日誌に記載しておきます」

Ⅲ．再診時

挨拶後，直ちに睡眠日誌をチェックし，前回の課題の達成状況の確認から入る。前回の①②③のポイントを確認する。

「お待たせしました。どうぞおかけください。では，睡眠日誌を見せてください」

課題が①②③とも達成できていれば，抑うつ気分，不安・焦燥，意欲低下などがあったとしても，数週間以内に自然と軽減していく。外来再診では，精神症状のチェックよりも，睡眠日誌のチェックのほうに重点を置く。睡眠日誌を見れば本人の自助努力の程度と睡眠の質の現状がわかる。

もし，睡眠日誌を忘れたり，つけてこない場合には，注意する。

「えっ，お忘れになった？　それは困りましたね。これでは，まったく治療になりませんね。では，今日もまた睡眠日誌をお渡ししますから，ぜひつけてください。目標は，①23時就床，②6時起床（休日は7時まで可），③7,000歩としましょう。①②③を睡眠日誌に記載しておきます」

「いろいろお悩みのこともあるだろうけれど，時差ボケのような脳の状態ではいい知恵も浮かびません。こういう状態のままであれこれ考えても，判断を誤ります。まずは，睡眠・覚醒リズムをもどしてからにしましょう」

Ⅳ．終結

本気でうつを治そうと思う患者は，真剣に生活習慣改善に取り組む。私としても7日ごとに患者の生活習慣が修正され，それにともなって見違えるほどメンタルの状態もよくなっていくのを見ることができる。毎週通院する熱心な患者の診察は，精神科医稼業の醍醐味を感じさせてくれる経験となる。

生活習慣が安定し，初診時の諸症状が消失したところで終結としてもよい。希望があれば，後述の原則⑦のように対応する。

Ⅴ．原則①：7時間睡眠，7,000歩，断酒

生活習慣修正の目標は，「7時間睡眠，7,000歩，断酒」の3点のみである[3]。これを年齢，運動器の機能レベル，アルコール摂取の程度等を考慮して，個人にふさわしい目標に調整する。生活習慣の修正が治療の中心であり，薬物療法は補助的なものにすぎない。

これはうつ病に限らず，生活習慣病一般に言えることだが，薬物は真の病因を治療していない。真の治療は，生活習慣の変更によってしか達成されない。

　たとえば，高血圧，脂質異常症，糖尿病に対する薬物療法は，病因を治療していない[13]。リスク・ファクターを治療しているだけである。血圧，脂質，HbA1c，血糖値などが治療の指標となるが，これらは疾患そのものではないうえに，病因ですらない。疾患とは，冠動脈性心疾患，糖尿病，脳卒中，がんなどであり，その病因はタバコ，食事，不活発，肥満，アルコール等である。予防ないし治療するために必要なことは，血圧，コレステロール値，HbA1c等を目標としてそれを薬で下げることではない。むしろ，タバコをやめ，酒量を減らし，塩分・糖質を控えめにし，適度の運動をして，体重を落とすことである。本当に治そうと思うのなら，病気の原因を取り除かなければならない。そのためには，生活習慣を変えることが必須である。

　うつ病圏に関しても，抗うつ薬は病因を治療していない。うつ病とは，ストレス応答系の機能失調である。したがって，ストレス応答三系（自律神経系，視床下部・下垂体・副腎皮質系，免疫系）[2]をメンテナンスすることが真の治療である。生体側のストレス応答能力をあげなければ，うつ病を治したことにはならない。そのために，抗うつ薬は役に立たない。唯一の方法は，良質の睡眠によって応答系をメンテナンスすることだけである。

　したがって，睡眠を質・量ともに確保する。睡眠時間の目標は7時間とし，年齢，身体疲労に応じて，適宜増減する。起床・就床時刻は固定したいが，諸般の事情で困難な場合，話し合って妥協点を探していく。各自の職業生活・家庭生活を損なわないことを条件に，7時間の，可能な限り起床・就床時刻の一定した睡眠時間を確保できるよう，時間管理を一緒に考える[8]。

　良質の睡眠をもたらすのは，睡眠導入剤ではなく，適度の疲労である。

肉体疲労が誘う睡眠以上に質のよい睡眠をもたらす睡眠薬は，この世に存在しない。最良の睡眠薬は肉体疲労であり，疲労を原動力にして，自然に眠りにつけることではじめて，「不眠が治った」といえる。睡眠薬は不眠を治療していない。徐波睡眠の少ない，人工的な睡眠をもたらして，睡眠の質を悪化させているにすぎない。アルコールも睡眠の質を損なうので，治療中は厳禁とする。酒など，うつが治ってから飲めばよいであろう。

　歩くことは，眠るために必要である。今日のホワイトカラーは，人類史上未曾有の低活動生活を送っている。ホモ・サピエンスは260万年間にわたり直立二足歩行を続けてきた。歩くことこそ，人類最古の健康法であった。狩猟生活を送っていた人類は，早く見ても1万年前，日本列島ではわずか3千年前に農耕を始めた。農耕生活を始めることで，歩数は減ったであろう。しかし，それとは比較にならない急激な歩数減少が，産業革命によってもたらされた。1日の大半を狭い工場で過ごす生活である。最後に，それをさらに上回る歩数減少が，第二次大戦以降の知識革命[1]によって生じた。ホワイトカラーの出現である。こうして，椅子にすわって1日を過ごす新たなライフスタイルが現れた。しかし，この不自然な習慣が，ホモ・サピエンスのゲノムの指示する生活からかけ離れていることはいうまでもない[12]。

　もっとも，私どもは採集狩猟生活にもどることはできない。アフリカの大地を食料を求めて直立二足歩行していた時代に思いをはせつつ，万歩計で7,000歩を目標にして歩くよう促す。

VI. 原則②：医者は自ら助くる者を助く

　患者には事実を伝える。それは，「私は精神科医になって以来30年になるが，この間に1人の患者も治したことがない。患者さんが自らを治すお手伝いをしたことはあるが，自分で治したことは一度もない。私にできることは，あなたがあなた自身を治すお手伝いをすることだけだ」という

ことである。自助努力なしには，うつからの回復はありえない。

患者には，自助努力を促すべくプレッシャーをかける。患者自身が自助努力をするのなら，その限りにおいて，支援させていただく。その場合も，「熱心な患者は，熱心に支援させていただく。そうでない患者にはそれなりに支援させていただく」方針を採る。「ほかの患者さんも，皆，自分なりに生活を変える努力をしておられる。どうか，あなたにもできることを試みてほしい」と伝える。

私どもは患者に公平にご奉仕させていただく義務を負う。その場合，公平とはすべての患者に等価に接することではない。「等しきものは等しく，等しからざるものは等しからざるように」である。等しくないものを等しく扱ってはならない。生活習慣の改善に不熱心な患者を見捨てるつもりもないし，診療を拒否するつもりもない。しかし，一医師の体力は有限の資源であり，それゆえ適切に傾斜配分することこそ公平性だと考えている。

Ⅶ. 原則③：言葉の賞味期限は 7 日

生活習慣が整うまでは，原則毎週通院である。医師の言葉の賞味期限は 7 日しかない。生活習慣を修正することは容易なことではない。患者は約束を破るし，医師の言葉も忘れる。こちらにも根気がいる。「長い時間話を聞く」ことができない分，「短い間隔で会う」こととしたい。生活習慣が安定するまでは毎週通院を原則とする。薬剤調整中の患者についても，毎週通院していただく。「そんなにしょっちゅう来なければならないのか」と言う患者もいるが，「7 日も先のことは私には予想がつかない。治そうというおつもりなら，どうか毎週お越しいただきたい」と伝える。

具体的な指導内容としては，原則①に従って初診時には 3 点ほど，再診時には 1 点に絞る。初診時は，「① 23 時就床，6 時起床，② 7,000 歩，③ 断酒」などである。

再診時は，かならず前回の課題の達成状況の確認から入る。それをみて，

実現可能な目標を一つに絞って伝える。たとえば，初診時の①②③をまったく達成できず，依然として昼夜リズムが整わない場合，目標を下方修正せざるを得ない。たとえば「では，むこう7日間は8〜12時だけは起きているように。あとはいつ眠ってもいい」と伝える。

　逆に，初診時の①②③が7日後には達成できているような人の場合，目標を上げる。「では，向こう7日間復職準備を兼ねて，朝の散歩後に机に向かってデスクワークしてみてください」などと指示する。

　こういった生活習慣指導を7日ごとに繰り返す。生活習慣が是正されれば，うつ・不安・不眠等の症状は，こちらがそれらを治療しようとしなくても，自然と解消していく。そもそも私自身は，精神症状を治療しようという意識はない。

　なお，生活習慣の改善に不熱心な一群に，アルコール依存をともなううつ病患者たちがいる。アルコール依存の場合，記憶力が低下しているので，「言葉の賞味期限は7日」どころか，3,4日ももたない。しかし，週をまたがないと「通院精神療法」の算定ができないので，週に1回の診察とせざるを得ない。アルコール依存患者は約束を破るし，気まぐれだし，自助努力を怠るしで，難しいように思えるが，実際はそうでもない。この人たちは，自尊心が低く，他者の承認をつねに求めている。したがって，小さな達成を見つけて，それを評価することを繰り返せば，治療関係は作れる。治療関係ができあがれば，毎週でも通院してくれる。小さな達成も，本人の物差しでは偉大な前進である。「小さいことを積み重ねることが，とんでもないところへいくただ一つの道」（イチローの名言）であり，アルコール依存患者も例外ではない。小さな達成を重ねることが，生活習慣改善の道であり，それを積み重ねることで，数年後にはアルコール依存から脱却できる。

Ⅷ. 原則④：民事不介入

　医師は健康問題の専門家であり，労務問題や人権問題の専門家ではない。医師の責務は，第一に健康面であろう。

　実際には，診察室には，パワハラ，セクハラ，いじめ，多重債務等の多様な問題がもちこまれる。すべてを杓子定規に断るのもよくないが，原則は「民事不介入」とする。人権に関わる問題は，人権擁護委員にご相談いただく。パワハラ，セクハラが事実ならば，弁護士なり，労働基準監督署なりに相談することをお勧めする。

　親子関係，夫婦関係，嫁姑関係などの人間関係の問題は，診察室でかならず話題になる。これらは本人にとって深刻な人生の問題である。しかし，その解決は診察室のなかの5分間で達成されるものではなく，生涯を通して考え続けるべき問題であろう。

　精神科外来において大切なことは優先順位の判断である。患者はしばしば一生ものの問題を，「今すぐ答えよ」と言わんばかりの勢いで，診察の際に持ち出してくる。これに対しては，笠原の賢察が参考になる。

　笠原嘉の『予診・初診・初期治療』[11]では，笠原が患者の言葉を制止する場面が出てくる。このケースは，41歳男性のうつ病症例。非嫡出子として生育し，不屈の努力で会社重役となったが，元芸妓の実母の死去後，抑うつと激しい焦燥をもって事例化した。この人は，初診時に現在の状態を語るにとどまらず，複雑な生い立ちや母との関係を「一気に，ぶちまけるように」しゃべったのであった。笠原は制止した。

　その理由を笠原はこう語っている。「それは時間がきたという理由からではない。ともあれ睡眠をとり休養することが先であること，（中略）そういう提案をしたのだった」と。

　生活習慣を整える前の憔悴した身体と疲労した脳で過去をふりかえれば，自虐的な思考に陥るだけである。まずは，笠原のように「睡眠をとり休養することが先である」と伝えたい。

IX. 原則⑤：知性の最大化

　損なわれた自尊心を回復させるには，知的な話題を取り上げるに限る。特に知識階級の場合，知的に仕事をしているという実感こそプライドのよりどころとなる。したがって，銀行マンには銀行の仕事を，大学教授には専門の研究を，政治家とは昨今の政局を，といった具合で，その人にとって専門的な議論を話題にする。

　それぞれの知性を最大化し，創造性を存分に発揮していただくことこそが，こころの健康である。そのためには，知性の座たる脳に夜間の7時間睡眠というメンテナンスを与えつつ，日中にフルパワーで脳を回せるよう，生活習慣指導を行う。

X. 原則⑥：来る者は拒まず，去る者は追わず

　当科では，予約待機が1ヵ月を超えている。外勤先でしばらく診るなどの対応もとっているが，それでもなかなか予約待機期間が短縮しない。再診患者を早めに治療終結し紹介元に返すなどもして，初診に対応できる余力を持ちたいと考えている。

　当科の方針に十分に満足できない患者については，希望する他の医療機関宛に診療情報提供書を書く。決して引き留めない。相互に不信感を抱きながらの精神科治療は，効果がないばかりか，互いに不幸だけである。納得できる医師を探してもらうべく，他院転医をお勧めしている。

XI. 原則⑦：回復後，希望者は生活習慣定期チェックへ

　原則①が実行できていれば，数週間で症状は消失する。早晩，「治療を目的とした通院」の必要はなくなる。その場合，終結としてもよい。

　ただ，メンタルヘルス高リスク群については，「定期メンタルチェッ

ク」と称して,3,4ヵ月に1回の頻度で外来予約を入れる。高リスクとは,自殺未遂の既往,双極性の気分変動,アルコール・薬物依存の既往,単身者,無職などである。

そのほか,本人が希望する場合は,「定期メンタルチェック」を続ける。

その際のチェックポイントは,初診時と同じであり,睡眠・覚醒リズム,運動(歩数),アルコール,就業状況,日々の日課などである。

XII. おわりに

生活習慣指導に重点を置いたうつ臨床は,きわめて強力である。私はもう抗うつ薬頼みの治療にもどるつもりはない。

私のところに飛行機で来院する患者は,よく「うちの地元にもこういうところがあれば」と言う。私も,各地に少数でよいからこのような治療を行っている精神科医がいてほしいと思う。

実際には,生活習慣指導の方法は難しくない。当院の初期研修医が1ヵ月の当科研修中にマスターしてしまうレベルである。しかし,そこには論文にしづらく,「身をもって示す」以外に伝えようのない実践知がある。特に,面接の流れの作り方が,最初の挨拶から「ではお大事に」にいたるまで,薬物療法中心の面接とはまったく異なる。尋ねるべき事項も,診るべきポイントも,さりげなくさしはさむコメントも,そのタイミングも,普通の精神科医の仕事とは全然違う。現場を目撃すれば理解できるが,活字で表現することは不可能なものがある。

守秘義務を負う人は当科見学も可能である。ぜひお越しいただきたい。私の部下のなかには,ほれぼれするほど素晴らしい面接をする者がいる。私が教えたはずだが,今ではとても私にはできないレベルに達している。こういうアートを持った若い精神科医がいるということを知ってもらいたいと思う。

なお,私としては志のある臨床家には,個人指導も行っている。遠隔地

ならテレビ電話での指導も可能であることを付言しておく。

文　献

1) Drucker, P.F.:Drucker's Sayings on Individuals. Tuttle-Mori Agency Inc, Tokyo, 2003.
2) 井原裕：炎症としてのうつ病．臨床精神医学, 41 ; 1065-1073, 2012．
3) 井原裕：生活習慣病としてのうつ病．弘文堂，東京，2013．
4) 井原裕：うつの8割に薬は無意味．朝日新聞出版，東京，2015．
5) 井原裕：うつの常識，じつは非常識．ディスカバー21，東京，2016．
6) 井原裕：うつ病から相模原事件まで：精神医学ダイアローグ．批評社，東京，2017．
7) 井原裕：精神科医と考える薬に頼らないこころの健康法．産学社，東京，2017．
8) 井原裕：こころの健康，3つの習慣：療養指導の実際．原田誠一編．外来精神科診療シリーズ Part Ⅲ：メンタルクリニックの果たすべき役割．精神医療からみたわが国の特徴と問題点．中山書店，東京，p.2-9, 2017．
9) 井原裕，松本俊彦編集：くすりにたよらない精神医学．日本評論社，東京，2013．
10) 井原裕，斎藤環，松本俊彦監修：くすりにたよらない精神医学［現場編］．日本評論社，東京，2017．
11) 笠原嘉：予診・初診・初期治療．診療新社，大阪，1980．
12) Lopez, K.N., Knudson, J.D.: Obesity: From the agricultural revolution to the contemporary pediatric epidemic. Congenit. Heart Dis., 7; 198-199, 2012.
13) Mokdad, A.H., Marks, J.M., Stroup, D.F. et al.: Actual causes of death in the United States, 2000. JAMA, 291; 1238-1245, 2004.

短時間の外来診療を予防的・治療的に
――「過労自殺」への取り組みから学んだ教訓――

天笠　崇　代々木病院精神科／（公財）社会医学研究センター

I．はじめに

　2008年の診療報酬改定で，いわゆる「5分・30分ルール」（再来の外来の診療時間が5分を超えたときに限り通院・在宅精神療法を算定でき，5分〜30分，30分超で算定額が決められた）が導入された。どうすれば治療的な5分にできるか悪戦苦闘してきた今の到達点を，恥ずかしながら開陳するのが本稿の目的である。過去20年来，過労性精神疾患や過労自殺の労災や裁判で必要とされる意見書を100例以上作成し，証人尋問にも対応してきた。その3割で，精神科医療機関の診療録を目にすることもできた。そうした取り組みや経験が，筆者のうつ病臨床に活かされている。医療経済的圧力はあっても，初診が勝負。うつ病治療の全体像を初診で心理教育するのが，短時間でも治療的な再診につなげる鍵である。本稿も初診に多くの紙幅を割いている。

II．初診：操作的診断と心理教育

　当院は予約制である。通常通り，主訴や既往歴等について情報を得るの

はもちろん，以下の8点に留意して臨んでいる。すべてを終えるには1時間から1時間半，2時間を超えることもある。

1．現病歴の聴き取りにはたっぷり時間をかける

電話による受診予約の際，外来専任の精神保健福祉士（PSW）が，インテークをとり電子カルテに入力している。「改めて今日受診に至るまでの経過を詳しくお聞かせください」と伝え，患者が言い切るまで電子カルテに入力する。どんな症状や機能障害がいつから出現し，どんな経過をたどったか。初診までの努力やそれがうまくいかなかった経過，家族やパートナーや友人，上司・同僚や会社の産業保健スタッフの支援状況について語られなかった場合，こちらから訊く。

筆者の場合の特徴と思うが，後に労災申請や提訴する患者もいることから，職場や職場外で起きたことをできるだけ日時を特定しながら，その「事実」を証明するものがどれくらいあるかを確認するようにしている。来院経路も聞き逃せない。紹介者（弁護士や相談員等）は誰で，筆者の外来をどのように紹介されたかを聞く。後の対応に違いが出るからである。

2．操作的診断基準による診断

過労自殺の訴訟で，生前診断が争点になることがあった。閲覧できた診療録を見ると，操作的診断基準に沿った診断が行われていないことが今でもある。たとえそれが行われていても，診断した根拠が明示されていないこともある。操作的診断の功罪を認めるにせよ，操作的に診断し，その根拠を明記しておくことは邪魔にならない。初診ないし再診の早い時期に，全例に M.I.N.I.[8,9] を実施している。時間的制約と日本語版の信頼性・妥当性が確立されている点から，M.I.N.I. を使っている。

M.I.N.I. を実施すると，反復性うつ病性障害なのか，混合性の病像やメランコリー型の特徴を伴うのか否か，双極性障害との鑑別，自殺の危険の評価，アルコール使用障害や不安障害の併発について診断でき，初期治療

プランに活かせる。

　ところで，閲覧できた診療録では，診断基準で要請されている一般身体疾患の否定がされていない例があった。労働者の場合，健診データがない場合や発症前の実施で異常がない場合，初診時に諸検査を計画する必要がある。一般健診に甲状腺系ホルモンは含まれていないので，前医等で実施されていない場合，必ず実施する。

3．現在の重症度評価：入院か外来か，薬物療法か否か

　重症度が，重症か中等症以上で自殺の危険が「高度」の場合，入院治療を考える。当科には入院施設がなく，この見極めが重要である。同行者がいれば，本人の許可を得て入院の必要性を伝える。

　入院治療を望まない場合，どうすれば自殺を防げるか，危険の低減策を患者・同行者（家族）や外来スタッフで検討する。患者の夫が会社を休み，夜は「赤い紐」でお互いの手を結んで寝ることにした例や，家族が交替で24時間「監視」することになった例もある。遅くとも1週間後には再受診してもらう。危険が高じたら外来に電話してもらい，臨時受診してもらうこともある。

　初診前にうつ病エピソードを経験していても，初診時に「閾下の抑うつ状態」に改善している場合，非薬物療法で経過を見ることが多い。軽症であれば，臨床心理士（CP）による認知行動療法（CBT）的カウンセリングへの導入も選択肢になることを伝える。経過観察もあり得る。中等症の場合，薬物療法を推奨する。

4．発症／再発時期の特定

　発症／再発時期を特定しなくても，現在の状態に応じて当面の治療を進めることは可能だが，できるだけ特定する。この時期が争点となった過労自殺例もある。発症前の業務要因は発症の原因になり得るが，発症後の要因は原因にならない。

特定の仕方は,「M.I.N.I.の『A. 大うつ病モジュール』(以下, A. モジュール)の9つの質問のうち半分以上を最初に満たしたのはいつですか」と聞き,「○年×月△日の時点で（あるいは○○があった時点で）,もしも次の質問をされていたならどう答えましたか。その根拠も教えてください」と前置きし, A. モジュールの質問を行う（質問の詳細は文献[8,9]を参照）。再発時期についても同様で,複数回繰り返すこともある。

5. 発症／再発時期前後で経験した職業上／非職業上の心理的負荷を査定

発症／再発時期の特定は,再発予防対策を立てるために重要である。発症前に似た状況や場面で,再発しやすいからである[2]。発症後の心理的負荷の査定も,病状の悪化か維持か改善要因の候補となるので,不可欠である。

「認定基準」[4]にある「業務による／業務以外の心理的負荷評価表」が,心理的負荷の強度を査定する際,参考になる。負荷が大きく,扱いやすいものを優先的に扱う。

6. 反復性うつ病性障害の場合は経過図（ライフチャート）を作成して共有

初回か再発か,再発なら何回目なのかを共有する。2回目以降の場合は,前述の5の作業と同時に,経過図を手書きで作成していく。発症や再発前の心理社会的要因が,再発の共通要因の手がかりになる。過去のよくなった経過を振り返ることは,今回をよくするヒントになる。経過図は電子カルテに取り込み,コピーを本人に渡す。折に触れ,参照し治療に活かす。

7. エビデンスに基づいた標準治療を心がける

ガイドラインは診療状況の8割程度をカバーし,治療を進める際に必ずしも縛られるものでもない。しかし,閲覧できた診療録のほとんどで,こうしたエビデンスに基づいた治療がなされていないようだった。標準治療から外れている理由も,診療録からはわからなかった。治療ガイドライ

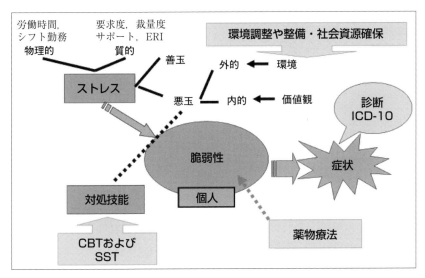

図1　ストレス－脆弱性－対処技能モデル

ン[7]を紹介したり，外部ネット接続のパソコンで患者と閲覧し，参照したりもする。

8. 初期治療プランの策定と心理教育

　同伴者がいる場合，本人の了解を得て，初期治療プランの策定時から同席してもらう。診断根拠，現在の重症度，標準治療の場合の治療プランを説明する。その後，患者と同伴者の希望を聞きながら，プランを立てる。

・「ストレス－脆弱性－対処技能モデル」（図1）

　うつ病の発症メカニズムについて，図1を呈示して説明する。前述の1や5で得た具体的情報のどれが，図のどれに当たるかを書き込みながら説明する。原本は後で患者に渡し，コピーを電子カルテに取り込む。「診断」ではICD-10[10]の該当ページを閲覧しながら診断根拠を説明したり，該当ページをコピーして該当する症状にチェックを入れて渡すこともある。

　同じ図で，「3つの治療」を説明する。ストレスに対して環境調整や整備・社会資源の確保で対応，脆弱性に薬物療法，対処技能の強化にCBT

や社会生活技能トレーニング（SST）で対応していくことを解説する。

・休職制度について確認

初診時に出勤できなくなっている場合，初診時点で有給休暇扱いなのか，有給は何日残っているか聞く。会社の休職制度がどうなっているのか確認し，よく把握していない場合，折を見て必ず会社に問い合わせて確認するよう依頼する。家族等の同伴者に頼むこともある。今でも傷病手当金について知らない患者がいるので，説明が必要になることもある。受給中であれば，いつまで受給できるのか確認する。

・薬物療法

中等症以上では，薬物療法を推奨する。併存する不安障害に対する抗うつ薬の最終的な効果は同等とされるが，保険適用の面からも，次のような工夫について話す。

「不安，こだわり（気持ちや頭の切り替えにくさ），やる気や意欲の低下。これら3つのうちであえてどれに一番困っているかと問われたらどれと答えますか」と聞き，不安なら paroxetine，こだわりなら fluvoxamine，意欲低下なら milnacipran 等の SNRI（セロトニン・ノルアドレナリン再取り込み阻害薬）を提案する。パニック障害が併発していれば paroxetine，強迫性障害が併発していれば fluvoxamine を推奨する。推奨する理由と副作用について次のように必ず説明する。

「Paroxetine の場合，服薬後3日から1週間後に特に強まる吐き気が知られています。10人に1人で経験するとされ，自分の経験では嘔吐するほど強い例はありません。しかし万一嘔吐するほどなら，外来に電話してください。外来スタッフが対応しますが，服薬を中止するか，臨時受診が必要か相談ください」

・症状の「寛解」「回復」（**図2**）とリハビリの関係

図2を呈示しながら，症状の「寛解」「回復」について説明する。再診では，M.I.N.I. の A. モジュールで「経過の診断」をするので，図3の「操作的診断基準」による「寛解」「回復」について説明する。

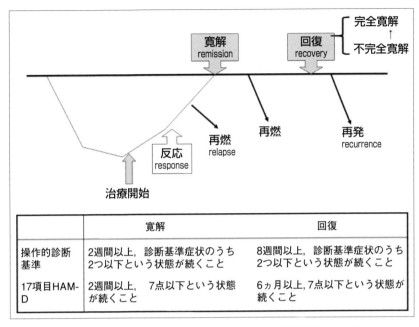

図2 うつ病の「寛解」「回復」とリハビリの関係 (文献[1]を改変)

　復職等に向けた本格的リハビリは，症状の「回復」以後に開始するのが安全であること，再発予防の視点から「完全寛解（DSM-5[6]）」が目標であることを伝える。皮膚の傷にたとえて次のように説明することが多い。

　「現在は出血している状態です。治療が進むと，出血が強まったり弱まったりしながら全体的に出血の量は減っていきます。出血が止まってかさぶたができ，出血しなくなった程度によくなった状態が『寛解』，かさぶたが徐々にとれて傷跡がまだ残っていても出血しない状態が『回復』。それ以後に，徐々に力を加えても傷口が開かず，傷跡もほとんどなくなるようにするのがリハビリです」

　症状が回復した時点でも，機能障害は残っていることが多い。臨床経験上，症状の改善よりも機能障害の改善のほうが遅れることが多い旨を伝え，機能障害の改善のために先々のリハビリが必要と伝える。

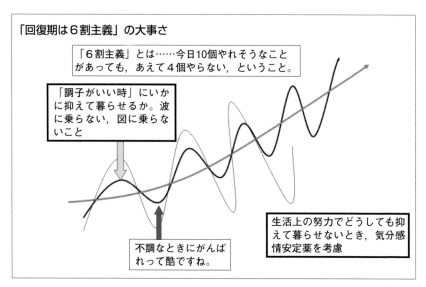

図3　「回復期」の波状経過の過ごし方のポイント

・回復期の過ごし方のポイント（**図3**）

「回復に至るまでには，よくなったり悪くなったりすることが多いです。波状経過と呼ぶこともあります。この時期を順調に経過し穏やかによくなるためにはどうしたらよいと思いますか」と聞く。

「割と調子がいいと感じられる時にいかに6割で暮らせるかが大事。今日，5個やれそうな気がしてもあえて2個やらないように。そんな暮らし方が大事」と伝える。状態が改善してくると，パチンコや小旅行などに行ってもよいか患者から時に質問を受けるが，休職中の身で職場に知られた場合のデメリットを考慮して判断するよう答える。

また，「回復期」には，体の症状（自律神経失調症状）を経験する患者がいることを事前に伝えておく。悪化したのではなくよくなっていく経過で見られ，むしろよい兆候かもしれないこと。症状に応じた検査で異常のない場合は，「回復期の身体症状」として，きつければ対症療法を行うことを説明しておく。

・飲酒の扱い

　飲酒は自殺の危険度を上げるので，精神科の治療が終結するまではできる限り控えること，特に一人酒は控えるよう指導している。

・スタッフと情報共有

　「当外来はチームで医療を提供している」旨を伝え，最後に診断・重症度・3つの治療の内容と検査計画について，外来スタッフ同席で共有する。精神科外来に電話相談した場合，スタッフがまず対応することを伝える。診療後，PSWから自立支援医療制度について説明してもらう。

・再診について

　「5分・30分ルール」について概説し，2回目以降は診察時間が短くなり，やがて原則5分超程度になることを伝える（必要時にはその限りではない）。「経過の診断」のため，当面は原則2週間ごとの通院であることを説明する。

Ⅲ．再診Ⅰ：症状の「完全寛解」を目指す

　再診は，30分枠のゆるい予約制で，症状の「完全寛解」（DSM-5）を目指し，「早すぎた復職」を予防する。治療が主体である症状の「回復」までの再診Ⅰと，リハビリが主体の再診Ⅱに分けて述べる。

1．抗うつ薬の「飲み心地」と副作用をチェックする

　抗うつ薬を処方した場合，および前回の処方から変更した場合，その「飲み心地」と副作用について必ずチェックする。不安や睡眠障害が強い場合は，抗不安薬や睡眠薬を使用することはあるが，「回復」後は使用しなくて済むなら減薬可能な薬と位置づける。

　後述の2を行って改善していない場合，抗うつ薬を増量していく。単剤を1日最大量まで4〜6週間服薬継続し，最終的な薬効評価を行うことを伝える。それでも「やや改善」に留まる場合，抗うつ効果増強療法かス

イッチングか相談して決める。そういったことを再診の早い段階で予め伝える。治療の「半歩，一歩先」を行う感じである。

2．症状の「経過の診断」も操作的に行う

閲覧できた診療録の全てで，「経過の診断」が操作的にされていなかった。本人の主観的報告だけで経過を評価すると，判断を誤ることが多い。診察室では一見元気そうに見えても，向社会的行動ゆえであり，A．モジュールで2週間ごとに「経過の診断」を行ってみると，見た目より悪いといった経験がよくある。初診時に自殺の危険があった場合，その「経過の診断」は原則1ヵ月ごとにC．モジュールで「低度」以下になるまで評価を繰り返す。

閾下の抑うつ状態になったら，前回外来の病状評価を伝えた上で今回の病状評価の結果を予想してもらうようにする。セルフモニタリング力を高める試みで，再発予防対策に通じるのではないかと考えている。

・「早すぎた復職」の予防

うつ病の症状の1つである焦燥ゆえ，早く復職しなければと焦ってしまう場合がある。「自分が欠けて職場に迷惑をかけている」という一見当然の思いからのように感じられる時でも，罪責感からであることもある。背景にうつ病の症状があることに留意せずに復職を決めると，多くの場合，再発してしまう。「経過の診断」を「操作的」に行うことは，この「早すぎた復職」を減らす方法の1つである。「早すぎた復職」について説明することもある。

3．変化の要因，維持の要因を適宜検討する

前述の2で症状評価した後に，症状が悪化／維持／改善した要因について検討する。初診から間もないうちは「思い当たらない」ことも多いし，「薬のおかげ」と言うことも多い。自ら工夫し改善したと思われる要因があれば，支持し継続を促す。悪化したと思われる要因があれば，減らすか

控えるか離れる努力を促し，その結果を次回検討する．

4．「回復期」を丁寧に扱う

治療への反応が確認できたら，波状経過が見られるか，自律神経失調症状としての身体症状に当たる体の変化はないか適宜尋ねる．波状経過が見られれば，P.70の「回復期の過ごし方のポイント」を確認する．

■ Ⅳ．再診Ⅱ:「機能障害」の回復を視野に入れたリハビリ（図４）

症状がよくなっても能力の低下（機能障害）が残っていることが多い．リハビリが必要である．

1．症状が「回復」したら：「能力のピラミッド」

「病前の，体力・気力・脳力（頭の働き）・仕事力（課題遂行能力／社会的役割遂行能力）を10割としたら，現在それぞれ何割ですか」と自己評価してもらい，「能力のピラミッド」について解説する．

「みなさんだれでも，復職，育児，受験といった『能力のピラミッド』の頂点をすぐに目指したいと思いがちです．しかし，一番の土台となる体力が広く厚いほど気力がわき，気力がわくようになってくると頭が働くようになって，ピラミッドの頂点の力をそれだけ十分発揮できるようになります」と伝え，まず体力作りから取り組むよう推奨する．握力測定し，再診で適宜測定する（文科省データの年齢階級別平均−10キロ以下で復職に成功した例はない）．

2．「日課票」記載から開始

日課票の作成を始めてもらう．A4用紙横１枚で２週間分のシートを用意してあり，それをコピーして使ってもらう（記入の仕方は外来スタッフが説明）．睡眠・覚醒リズム，活動内容，食事時間と服薬時間，その日１

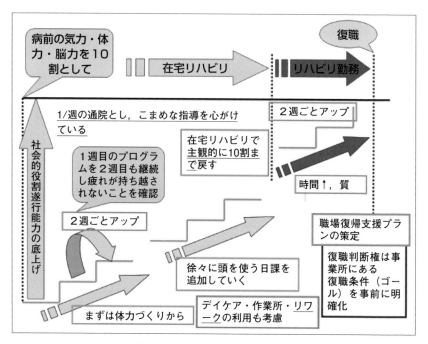

図4　復職までのリハビリの流れ（筆者作成）

日の気分の総合評価が記入できる。リハビリを兼ね，エクセル表でオリジナルの日課票を作成する患者もいる。再診ごとに持参してもらい，患者自身の2週間の振り返りと次回までの工夫を聞き，筆者から助言・指導を行う。これを繰り返す。

3.「プレリワークデイケア」としての精神科デイケア

次項のリワークプログラム（RWP）やリワークデイケア（RWD）の利用に耐えられるレベルに戻していくため，併設の精神科デイケアを利用してもらうこともある。週5日・1日6時間のデイケアに通え（通勤練習にもなる），この程度の日課に耐えられるようにならなければ復職は覚つかない旨を説明して導入する。プログラム参加を選ぶ患者もいるが，「仕事だったら嫌なこともしなければならないこともある。どのプログラムにも

さほど抵抗なく参加できることも必要」と説明する。自立支援医療制度の未利用者には，再度 PSW が説明する。

4．RWP や RWD のような役に立つ社会資源情報を提供し，つなぐ

民間労働者の場合，障害者職業センターの RWP を利用してもらうことが多い。しかし，近年ニーズが大きく，なかなかすぐに利用できない状況にあり，民間の精神科医療機関の RWD を利用してもらうこともある。

5．再発予防療法

服薬継続期間は，症状の寛解（DSM-5）から 6 〜 9 ヵ月とされる。筆者はさらに慎重で，復職して「これならやっていける」という実感が伴ってから「最低半年間」服薬し，漸減することを提案している。

再発予防対策のために CBT を導入することが多い。初回うつ病の場合は本人が希望した場合に，2 回目以降は筆者から強く推奨する。CBT を導入した場合は，そのモニタリングを行うのが筆者の役目である。CP スタッフは，スキーマ療法，マインドフルネス，EMDR（EMI）ないしブレイン・スポッティング等の提供が可能。特にハラスメントが発症／再発の主な要因になっている場合，SST を推奨している。

エピソードが 2 回目の場合は 3 年，3 回目以降の場合はケースによっては一生服薬継続が必要との記載を目にしたこともあるが，CBT に導入された場合は CP スタッフ・本人とよく相談し，再発予防対策が十分立てられた場合はその限りでなく，減薬を試みる。

CBT 未導入の場合は，発症／再発前の心理社会的要因について共有し，復職後に再度遭遇する可能性があるか，あるなら対策について検討し共有する。それを時々確認する。

6．できるだけ職場（や産業医等）と連携

過労性うつ病は職場から発生する。予防の主戦場も職場である。産業医

の経験から，主治医より職場の状況を把握しやすいのは産業医で，双方の連携がうまくいっている時，復職・定着が成功しやすい印象がある。職場復帰後，再発予防を主眼とした事業場内産業保健スタッフによる追跡管理は，少なくとも4年間にわたって継続されることが望ましく[7]，職場（産業医等）とできるだけそれを共有する。

7．衛生委員会をはじめとしたメンタルヘルス対策の整備状況のアセスメント

衛生委員会が機能している職場ほど復職が成功しやすい印象がある。「復職支援の手引き」[3]を元にして復職支援プログラムが整備され，柔軟に運用されている職場ほど復職・定着が成功しやすいので，患者を通じて状況を把握する。いまだに整備されていないところには，患者を通じて，また産業医等に対して情報提供することもある。

8．必要に応じ，「心の健康の保持・増進の指針」等[5]について情報提供

衛生委員会が事実上ない職場もまだまだある。従業員50人以上の職場なら，労働安全衛生法違反になる。50人未満の場合でも，衛生推進者が選任されているか，安全衛生懇談会のようなものが組織されているか把握し，患者を「窓」に，復職先の職場の心の健康が保持・増進されるように，文書等を通じて働きかける。

9．チーム医療

チームでの情報共有等は適宜行われるが，毎日午後の診療開始前の30分間を関連スタッフによる情報共有時間に充てている。ミニカンファランスとなることもある。

技術的な工夫だが，次回外来に必要となる時間を見こした外来予約を医事が担っている。家族や職場上司等の同席についても，予めどんなことを話し合いたいか聞いてもらい，必要時間を見こした業務調整をしてもらう。

経過が定型的でない場合，家族等との合同面接で定型的でない経過の要

因を探る．発達障害を疑って，生育歴等を見直すこともあるし，SCID-I, II を実施することもあるが，これらをこなすのは短時間では不可能である．別立てで業務調整してもらう．

チームでの筆者の立場は，不測の事態が起きた際の最終責任者である．

V．終結：再発状況・再発のサインと対策の確認

服薬もなくなり，通院間隔を間遠にして通院してもらう．再発状況，再発のサイン，それらへの対策を確認し，定着具合を見て，いよいよ終結である．握手で別れることにしている．

文　献

1）古川壽亮：24：経過の診断．古川壽亮，神庭重信編．精神科診察診断学：エビデンスからナラティブへ．医学書院，東京，p.259, 2003．
2）川上憲人，樫村博康，小泉明：職場におけるうつ病者の経過と予後．産業医学，29；375-383, 1987．
3）厚生労働省：心の健康問題により休業した労働者の職場復帰支援の手引き．2009．
http://www.mhlw.go.jp/new-info/kobetu/roudou/gyousei/anzen/101004-1.html
4）厚生労働省労働基準局：心理的負荷による精神障害の認定基準について．2011．
http://www.mhlw.go.jp/bunya/roudoukijun/rousaihoken04/dl/120118a.pdf
5）厚生労働省：労働者の心の健康の保持増進のための指針．2015．http://www.mhlw.go.jp/file/06-Seisakujouhou-11300000-Roudoukijunkyokuanzeneiseibu/0000153859.pdf
6）日本精神神経学会日本語版用語監修，髙橋三郎，大野裕監訳：DSM-5：精神疾患の診断・統計マニュアル．医学書院，東京，2014．
7）日本うつ病学会気分障害の治療ガイドラン作成委員会：日本うつ病学会治療ガイドランII：うつ病（DSM-5）／大うつ病性障害 2016．2016．
8）大坪天平，宮岡等，上島国利：M.I.N.I. 精神疾患簡易構造化面接法：日本語版 5.0.0（2003）．星和書店，東京，2003．
9）Otsubo, T., Tanaka, K., Koda, R. et al.: Reliability and validity of Japanese version of the Mini-International Neuropsychiatric Interview. Psychiatry Clin. Neurosci., 59 (5); 517-526, 2005.
10）融道男，中根允文，小見山実：ICD-10 精神および行動の障害：臨床記述と診断ガイドライン新訂版．医学書院，東京，2005．

日常診療での対人関係療法

近藤真前　名古屋市立大学大学院医学研究科精神・認知・行動医学分野

 Ⅰ．はじめに

　対人関係療法（Interpersonal psychotherapy：IPT）を実践してきて改めて感じるのは，IPTは極めて常識的なアプローチであり，治療を希望して病院を受診している患者に非常によく合うということである。初めてIPTの内容を知った臨床家は，「IPTはとても自然な内容であり，自分の普段の診療と何が違うのかわからない」といった印象を持つことも多い。IPTのセッションでは精神療法の一般的な技法が用いられ，IPTに特有の技法はないため，技法に注目しているかぎりIPTを理解することは難しい。IPT治療者の温かさと常識的な技法にばかり目がいくと，支持的精神療法と混同することすらある。

　実は，IPTをIPTたらしめているものは，個々の介入技法ではなく，その治療戦略にある。そのようなIPTの治療戦略を理解し，実践すれば，短時間の精神科一般外来でも効果的な診療を行うことが可能である。本稿では，初診を30〜45分，再診を10分程度と想定し，IPTの基本的な治療戦略をいくつか紹介しながら，それらを精神科の一般外来において実践

する具体的な方法を述べる。なお，IPT の効果が無作為化比較試験で示されている疾患は，うつ病，双極性障害，神経性大食症，PTSD（心的外傷後ストレス障害）であり，効果が示されてはいないが有用な治療戦略を有するのが気分変調性障害（DSM-5 では持続性抑うつ障害），社交不安障害である。統合失調症や強迫性障害，精神病症状のある場合は適用とならない。

II．初診

初診は 30 〜 45 分程度を想定する。筆者の初診で心掛けていることは，「温かく信頼できる患者の代弁者」としてその場に存在し，患者の気持ちを温かく肯定して受け止めながら，現病歴・生活歴などを聴取して通常の精神医学的診察を行い，操作的診断基準を用いてうつ病の診断を行うことである。そして，医学モデルを適用して，疾患と症状に関する簡単な心理教育を行う。また，初診は家族が同伴することもあるが，「患者の代弁者」として一貫した態度で接していく。

1．IPT の治療戦略①：「温かく信頼できる患者の代弁者」として存在する

IPT における治療者の役割を一言で言うならば「患者の代弁者」であり，そのように公式マニュアルにも記載されている[8]。すなわち，無条件の肯定的関心を患者に伝え，患者に対して評価を下さずに，患者の気持ちを温かく肯定し受け止める。病歴を聴取しながら，患者が感じているであろう気持ちを「そんなことがあったのですね。どう感じましたか？」のように引き出し，「そう感じるのも当然ですよね」と肯定していく。これは特別なことではなく，患者に対して温かい気持ちを持った治療者であれば誰でも自然に行っていることであるが，IPT ではこれを強調して十分に行っていくところに特徴がある。

また，初診では家族が同伴することもあるが，IPT 治療者は「患者の代弁者」であり続ける。何をさておいても，患者の味方なのである。患者に

「初めはお一人で診察を受けて，ご家族には後で入っていただくという方が多いですが，初めからご家族が一緒にいたほうがいいという方もいらっしゃいます。○○さんはいかがですか？」と患者の期待を尋ね，患者が迷ったり戸惑ったりしている場合は，「多くの方が迷われるんですよ。まずお一人でお話を伺うことが多いので，そうさせていただいてもよろしいですか？」と話していくのもよいだろう。家族に気を遣ってその場で表出できない気持ちの存在を安全に認め，患者が安心できる形で診察を進めていく。

患者と家族の話が食い違う場合でも，IPT治療者はあくまでも「患者の代弁者」である。「なるほど，○○さんはこのように感じているのですね。そして，ご家族からはそのように見えるのですね」のように，患者が感じている気持ちをそのまま肯定しつつ，家族の話は情報として受け止める態度を貫く。たとえて言うならば，IPT治療者は，患者と家族の間に立ってどちらが正しいかを判断する裁判官のような役割ではなく，あくまでも患者側に立ちつつ，家族とも対立しない「平和的な代理人（弁護士）」のような役割である。なぜなら，治療者が家族と迎合しても対立しても，患者と家族の関係が困難になるからである。このような治療者の姿勢が患者に安心感を与え，治療同盟を促進する。

2．IPTの治療戦略②：医学モデルを適用する

IPTの基本的な治療戦略であり，短時間の一般外来では最も重要な治療戦略かもしれない。医学モデルとは，「患者は医学的に定義された疾患に罹患しており，それは治療可能なものである」と捉えることである。すなわち，IPTでは「患者はうつ病という疾患に罹患しており，その疾患を治療する」という立場をとる。IPTは精神疾患を「診断」して「治療」する精神療法であり，IPT自身もうつ病の治療法の一つとして扱うのである。したがって，薬物療法との相性も非常によく，一般外来の文脈に全く矛盾しない。抗うつ薬やIPT，認知行動療法の効果や，併用した場合の治療効

果のエビデンスについて患者と話し合うこともあるし,「IPT は治療終了後も治療効果が伸びるというデータがあるんですよ」などと臨床研究の結果を患者と共有することもよくある。専門家の判断や治療を求めて病院を受診した患者の立場に立てば,このような説明は医学の文脈に沿っていて極めて自然であろう。

　そして,その診断は DSM-5 などの操作的診断基準を用いる。これは,現代の精神医学のコンセンサスに従っているだけでなく,患者や家族に疾患についての心理教育を行い,患者に「病者」という社会的役割を与えるために必要なことである。臨床家の印象による診断では,診断の客観性が担保されず,患者を対人関係の中でどのような役割として位置づけるかを関係者間で共有することが難しい。操作的診断基準のおかげで,「○○さんはうつ病という病気にかかっています。そのため,診断基準にもあるように,気分がずっと落ち込むという抑うつ気分,どうしても気力が出ないという気力減退,自分が悪くなくても責めてしまう過剰な罪責感,そして不眠や食欲低下,決断困難といった症状が出ています。このような症状はうつ病が治るまでは続くので,うつ病をきちんと治療していくことがとても大事です」といった心理教育が可能となり,患者に後述の「病者の役割」を与えることができる。このように,IPT では医学的な症状用語を積極的に用いて,患者が医学的な疾患に罹患していることを繰り返し明確に共有する。それにより,自分が適切に機能できないことを自分のせいにして責めている患者も,徐々に「自分がうまくやれないのは病気のせいなんだ」と捉えるようになり,罪悪感を減じることができる。

　また,IPT ではうつ病が医学的疾患であることを強調するために,身体疾患にたとえることも多い。「例えば,肺炎になると高熱や咳という症状が出ますね。この場合は,休養しながら抗生物質を使うのが医学的に正しい治療です。すると肺炎が治って,高熱や咳がなくなっていきます。同じように,うつ病には,まずは休養と,そのうえで抗うつ薬や認知行動療法,対人関係療法といった治療法が有効で,するとうつ病が治っていって,

徐々に症状が和らいでいくのですよ」のように筆者は説明することが多い。

　ここで重要なのが「病者の役割」である。これは，医療社会学者のParsonsによる「病気は単に医学的状態であるだけでなく，社会的役割でもある」という概念である。つまり，病気の症状によって機能障害が生じるため，患者は通常の社会的義務が免除され（例：仕事や家事を休む），そのかわり，その状態を脱するために病気を治療することが期待されているということである。症状は病気が治るまではコントロール困難なものであり，そのために病気を治療する必要があることを説明していく。「○○さんにはうつ病の症状がこれだけあるのですから，仕事がうまくいかないのは当然です。今は休むことが正しい治療ですよ」「ご家族は○○さんが休めていたら，『ちゃんと休めているね』と褒めてあげてください」のように心理教育をした経験は，精神科医であれば誰にでもあるだろう。このように，「病者の役割」を患者に与えることによって，患者とその周囲の「期待」のズレがなくなるように調整しているのである（なお，「役割」や「期待」はIPTでは専門用語である。詳しくは成書[2,8]を参照されたい）。

　こう考えると，非定型うつ病を診断するのも重要であることがわかる。非定型うつ病の症状は，気分反応性，過眠，過食（神経性大食症のようなむちゃ食いではなく，ダラダラ食いの過食），鉛様麻痺などがあり，周囲からは「嫌なことがあると元気がなくなって寝込んでいる。自分勝手なのではないか？」などとパーソナリティの問題として誤解されることもある。それによって，患者はしばしば孤立し，患者自身も自分を責めるために罪責感が増悪する。IPTでは，非定型の特徴があることも正しく診断し，患者や家族に伝えて期待の調整をしていく。たとえば，「ご家族からは，○○さんはだるくてずっと寝ているだけに見えるのですね。これは，非定型うつ病といううつ病の過眠，鉛様麻痺という症状です。うつ病を治療して効果が出てくればこのような症状はなくなっていくので，ご家族も○○さんの治療が進むようにご協力くださいませんか？」のように話していく。いわゆるディスチミア親和型と言われるようなうつ病も，患者の立場に

立って症状を理解し，医学モデルを適用し，病者の役割を与えることで問題なく治療できる。詳しくは成書を参照されたい[2]。

　時間のなかなかとれない診療で症状を確認したり併存症を診断したりするには，自記式評価尺度が役立つ。筆者は，うつ病にはBDI-II（Beck Depression Inventory-II）やPHQ-9（Patient Health Questionnaire-9），PTSDにはPDS（Posttraumatic Diagnostic Scale），パニック障害には自記式PDSS（Panic Disorder Severity Scale），社交不安障害には自記式LSAS（Liebowitz Social Anxiety Scale）を用いて，診療の補助としている。また，気分変調性障害を疑った場合は，『対人関係療法でなおす：気分変調性障害』[4]の10ページにある質問リストを患者にチェックしてもらい，スクリーニングに用いている。

　複雑な病態の場合，初診時には併存症を含めたすべての診断が確定せず，再診でしばらく診断面接を行っていくことが多い。ほとんどの患者は自分がどのような診断に該当するか知りたいという期待を持っているため，筆者はその期待を確認しながら共同作業として診断を行っていき，診断面接を重ねることが治療同盟の深化につながるように心掛けている。

III. 再診

　再診は1回10分程度で1週〜2週毎と想定する。初診と同様に「患者の代弁者」として無条件の温かい肯定を示しつつ，薬物療法を行いながら，しばらくは自記式評価尺度も用いて初診時に診断できなかった併存症の診断を進めたり，後述の「親しさサークル」を用いて現在の対人関係を確認したり，これも後述の「症状経過図」を書いてきてもらうことで縦断的なストーリーを共有して問題領域を検討したりする。また，患者向けのIPTの本が診断毎に出版されている[1, 3〜7]ので，それを読んでもらうのも有意義である。

　その後，可能な範囲で，問題領域を選択してその問題領域に焦点化した

治療を進めていくのが基本的な方針である。ただ，問題領域に焦点化した治療は現実的には10分では難しいことがあり，可能ならば20～30分以上が望ましい。10分の外来であれば，筆者は問題領域にあまりこだわらずに医学モデルの適用を最重視し，そのうえで余裕があれば，ソーシャルサポート（患者の支えになる人）の利用の促進と重要な他者との期待の調整に取り組んでいくことが多い。

1．IPTの治療戦略①：「温かく信頼できる患者の代弁者」として存在する

　IPTを用いて診療していく場合，もちろん再診でも温かく親切な理解者として患者の前にあり続ける。IPTで行うのは明確化までであり，直面化や解釈は行わない。こう聞くと依存や退行を懸念する臨床家もいるかもしれないが，IPTの他の治療戦略を適切に運用すると依存や退行はほとんど起こらない。一見，依存や退行に見える現象が起こった場合も，IPTではそれを「病気の症状」や「本人の置かれた役割では当然生じる感情」として位置づけるため，治療上の問題とはならず，むしろ治療的に扱うことができる。たとえば，「『先生を失ったら生きていけない』という気持ちなんですね。これだけ長くうつ病が続いていて，周りの人から孤立していると感じているのだから，そういう気持ちになるのも当然ですよね。そして，うつ病の症状で悲観的な考えが浮かびやすいのもあると思います。だから，この治療で周りの人との関係に取り組んで，うつ病を治していきましょう。すると，そういう苦しい気持ちもだんだんなくなっていきます」のように話すこともある。すなわち，患者の気持ちを無条件に肯定しながら，並行して，医学モデルを適用し，現在の対人関係に焦点を当てて問題領域に取り組んでいくわけである。

2．IPTの治療戦略②：医学モデルを適用する

　再診でも，一貫して医学モデルを適用していく。初診で併存症を全て診断できることは少ないので，再診ではその診断を進めることも重要である。

例えば，患者が些細な刺激で生じた怒りを家族や周囲にぶつけているとしたら，それはPTSDやトラウマによる症状かもしれない。たとえば，トラウマを持つ患者では，感情をぶつけても関係が壊れない家族や医療スタッフに怒りをぶつけてしまうこともしばしば見られるが，IPTではこれを「病気の症状」として患者や家族に心理教育していく。すなわち，パーソナリティの問題として見るのではなく，精神疾患の症状としてきちんと位置づけていくのである。IPTでは，DSM-IVでのI軸疾患（うつ病，不安障害，PTSD，摂食障害など）が存在する場合は，II軸疾患（パーソナリティ障害）の診断は慎重にする。これは，IPTに限らずI軸疾患が寛解するとパーソナリティ障害に見えていたものが消失したり緩和されたりするからである。パーソナリティの問題と捉えると，「患者自身が原因だ」「本人が悪い」という文脈が治療場面でも家族内でも患者の中にも生じやすくなり，治療が進みにくくなる。IPTでは「病気が悪い」のであり，「そのような病気の症状に苦しめられている患者も周囲も大変だ」と外在化して捉える。

　たとえば，PTSDを持つ患者から診察で怒りをぶつけられた場合，筆者は以下のように話していくこともある。「今，怒りをぶつけずにいられない状態ですね。これは，PTSDの感情コントロール困難という症状でしたね。病気の症状ですから，○○さんは全く悪くありません」「ただ，感情コントロール困難という症状があると，○○さん自身も苦しいし，周りの人も苦しめてしまいますよね。なので，治療して病気を治していきましょう」「病気が治るまでは感情コントロール困難という症状は続くので，それが周りの人にできるだけ影響しないように，一緒に作戦を考えませんか？　たとえば，この症状についてご家族に説明して，『怒りが出そうになったらその場を離れるから，黙って部屋を出てもそっとしておいて』とあらかじめご家族と約束しておくのはいかがですか？」のように，温かく，かつ一貫した態度で話していく。このように，併存症を含めて精神疾患を正しく診断し，患者が表している症状を精神医学的診断に位置づけること

で，患者の罪悪感を減じるとともに，患者と周囲の対人関係上の役割期待のズレを解消して，治療が進む文脈を作っていくのである。それと同時に，患者のパーソナリティや治療者－患者の2者関係に焦点を当てず，現実生活の対人関係に焦点を戻していくため，依存や退行は防止されるのである。

さらに，DSM-Ⅳの気分変調性障害（DSM-5では持続性抑うつ障害）を診断することがIPTでは極めて重要である。気分変調性障害に対しては「医原性役割の変化」，すなわち「治療によって引き起こされる役割の変化」という治療戦略が有効に働くからである。気分変調性障害の患者のほとんどは，抑うつ気分，自尊心の低下，絶望感，気力減退などの症状を自分の性格や人間性の問題だと捉えているが，治療を通して「『自分の状態は病気によるものだ』と捉えられるようになる」ということである。すなわち，医学モデルを繰り返し徹底的に適用することによって，患者が「信頼できるこの医師が医学的な説明を何度もしてくれているのだから，ひょっとしたら，自分の状態は自分の人間性の問題ではなく，病気の症状なのかもしれない」と感じ始めるのである。筆者は，治療抵抗性のうつ病では積極的に気分変調性障害の診断を試み，診断された場合はこの「医原性役割の変化」の治療戦略を最重視して，一貫して適用していく。

3．IPTの治療戦略③：現在の対人関係に焦点を当てる

これもIPTの基本的な治療戦略である。過去の対人関係については，治療で焦点を当てることはしないが，現在の対人関係にどのように影響しているかを理解するために情報として聴取していく。特に幼少期～思春期の対人関係は，愛着形成に大きく関係して現在の対人関係に影響を与えるため，両親の不和や複雑な家族構成，虐待，いじめなどがあった場合は治療のどこかで詳しく情報を収集したい。

現在の対人関係を把握するために，IPTでは「親しさサークル」（図1）を用いることが多い。これは，思春期うつ病のIPTにおいて，思春期患

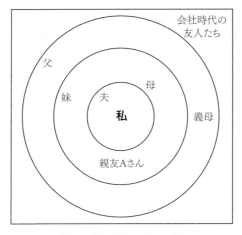

図 1　親しさサークルの例

者の現在の対人関係を見落とさないために使われているものであるが，成人うつ病の IPT でも有用である．親しさサークルという和名であるが，英語では closeness circle であり，関係の近さを記入するものである．患者には「よい影響でも悪い影響でも，心理的に近い人を中のほうに，遠い人を外のほうに書いてください．亡くなった人でも今も心の中で近さを感じている人がいれば，書いてください」のように説明する．亡くなった人も書いてもらうのは，後述する問題領域のひとつである「悲哀」を取りこぼさないためである．そして，中のほうに書かれた 3〜4 人について，それぞれ「どんな感じの方ですか？」「今はどれくらい会っていますか（連絡をとっていますか）？」のように，患者から見た人となりや接触頻度を尋ねていく．また，配偶者や親など，本来なら近いはずの存在を外に書いている場合も患者に尋ねる．このようにして，現在の患者の対人関係，特に患者の心理面に最も影響を与えている重要な他者，あるいはソーシャルサポートの候補について確認していく．

　本来の IPT では，現在の対人関係を扱うために治療中期は毎回「前回からいかがでしたか？」という質問から始めるが，一般外来で IPT を行

う場合の再診も同じ質問から始めるとよいだろう。患者はその週にあった出来事か症状について話すので，対人関係と症状の関連や医学モデルに焦点を当てていく。

4．IPT の治療戦略④：4 つの問題領域のいずれかに焦点を当てる

　現在の精神医学では，「原因」が明らかになった精神疾患はいまだ存在しない。同様に IPT も，うつ病の発症・維持には生物・心理・社会的なさまざまな因子が影響しているが，うつ病は対人関係の文脈で生じてくるという立場を取っている。つまり，うつ病の「原因」はわからないが，うつ病は対人関係が「きっかけ」になって生じてくる，という立場である。当然であるが，IPT 治療者は「あなたのうつ病は対人関係が原因です」などとは言わないし，そのようにも考えない。

　うつ病発症の対人関係上のきっかけになったものとして，IPT では 4 つの問題領域から 1 つを選ぶ。慢性うつ病の場合は，うつ病の維持に関わる問題領域を選ぶこともある。そして，選択した領域に焦点を当てて治療を進めていく。4 つの問題領域は，IPT が開発された 1960 年代当時のうつ病の発症の心理社会的要因に関する臨床研究から決定されているため，どれも精神医学では常識的なものばかりである。すなわち，<u>悲哀</u>（親・配偶者・子どもといった重要な他者の死による異常な悲哀），対人関係上の役割をめぐる<u>不和</u>（親・配偶者・子どもといった重要な他者との関係において，双方の役割期待にズレがあって問題が続いている），役割の<u>変化</u>（生物学的な役割変化［出産，加齢，身体疾患発症など］や社会的な役割変化［転居，昇進，結婚，離婚，進学，親元を離れる，子どもが独立するなど］にうまく適応できない），対人関係の<u>欠如</u>（意味のある対人関係を持てずに社会的に孤立している）という 4 つである。

　問題領域を選ぶためには，患者のライフイベントとうつ病の発症・維持との時間的・心理的関連を知ることが必要である。病態が比較的シンプルなうつ病の場合は，初診での病歴聴取だけで問題領域を選択できることも

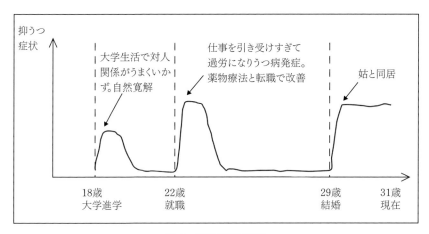

図2 症状経過図の例

あるが，病歴や生活歴が複雑であったり併存症があったりするとそうはいかない．その場合，患者のライフイベントと症状の変化を示す症状経過図（**図2**）を作成するのが有用である．時間のない一般外来診療では，患者に描いてきてもらうのも一つの方法である．筆者は，数回の再診を経て診断を行ったあと，診断された各疾患について症状経過図を患者に描いてきてもらうこともある．

本来のIPTでは，3～4回の治療初期の間に，4つの問題領域から1つ（多くても2つ）を選択し，フォーミュレーション（患者のライフイベントと対人関係，疾患の関係を，選択した問題領域と結びつけて縦断的なストーリーとして共感的かつ平易な言葉で要約したもの）を患者と共有し，そして治療目標を共有する．しかし，10分程度の一般外来では，問題領域のおおよその見当をつけるのが精一杯のこともある．その場合，筆者は前述のように医学モデルの適用を重視して診察を継続していくことが多い．

しかし，少なくとも悲哀のケースは見落とさないようにしたい．なぜなら，不和や変化の治療は比較的似ているため，仮に問題領域が間違っていても治療としては進めることが可能であるけれども，悲哀の治療は他の問

題領域と異なるためである。悲哀では，いわゆる喪の作業を進めていくために故人の死を知った状況や処理されていない感情に焦点を当てていくのであるが，やはり 10 分では難しい。その場合，筆者は，喪の作業を支援してくれる人が周りにいないか，すなわちソーシャルサポートの利用を患者と検討していくことが多く，そのような人が見つかれば診察に来てもらい，フォーミュレーションや治療方針を共有するようにしている。

　次に，不和の場合は，筆者は患者とフォーミュレーションを共有したあと，不和の相手との印象に残った会話をできるだけ正確にノートに書いてきてもらい，診察でコミュニケーション分析をしていくことが多い。10 分で行えることはそう多くはないが，不和の相手の情報が集まってくると，何らかの選択肢が見つかってくることが多い。たとえば，患者の夫に自閉症スペクトラム障害の傾向があることがわかった場合は，患者に「どうやら，ご主人は言葉で具体的に伝えたことはしっかりやってくれるけれども，残念ながらあなたの気持ちに共感して行動することは難しいようですね。あなたの気持ちに共感してもらう部分は，他の家族や友人に求めていくのが現実的なようです。○○さんはどう思いますか？」のように繰り返し伝えて夫への期待の調整を試みたり，他の家族に診察に来てもらい，患者の境遇を説明して患者のソーシャルサポートを担ってもらったりすることもある。その際に，自閉症スペクトラム障害の家族向けの一般書（いわゆる"カサンドラ症候群"に関する一般書）が役立つ。

　変化の場合は，10 分の診察ではフォーミュレーションを立てて共有するのはなかなか難しい。というのも，役割の変化では，転居や昇進といった単なる外形的事実ではなく，それによって患者にどのような対人関係上の役割の変化が起こったか，すなわち患者の主観的な体験を明らかにする必要があるからである。たとえば，転居によって，ある患者は気持ちを察して支えてくれた友人やコミュニティを失ったために自分で気持ちを周囲に伝える必要が出てきたかもしれないし，ある患者は子どもとの関係が変わって家庭内での大事な役割を失ったかもしれないし，ある患者は転居と

ともに仕事内容が変わって人の役に立てる機会を失ったのかもしれない。ただ，もともと周囲の人から自分を承認してほしいと感じていた人が，昇進や異動，出産などを契機に，自分一人で頑張らなければ周囲からの承認が得られない役割に追い込まれてうつ病を発症することはよく見られ，そのようなよく経験する役割の変化のフォーミュレーションを頭に入れておくことは役立つ。フォーミュレーションが共有できれば，そのような変化に適応するために必要なソーシャルサポートやスキルについて話し合っていくが，フォーミュレーションに至らなければ，筆者は医学モデルの適用を重視しつつ，ソーシャルサポートの候補を探していくようにしている。

　欠如は，うつ病の IPT では積極的には選択しない。欠如を疑う場合は，気分変調性障害や社交不安障害を併存していることが多く，そう診断されれば医原性役割の変化を適用する。

IV．終結

　うつ病に対する本来の IPT は，通常全 16 回の期間限定治療である。これも重要な治療戦略であり，期間を限定して治療を行うことで治療効果が高まり，依存・退行リスクも減少する。

　しかし，短時間の一般外来で IPT を用いる場合は，本来の IPT よりも治療強度がかなり減弱するため，治療回数を制限することは現実的でない。したがって，治療効果を高め，依存・退行リスクを減じるために，他の治療戦略を強調して用いることが重要であり，筆者は医学モデル，および現在の対人関係への焦点化を徹底するようにしている。すなわち，「私の役割は〇〇さんのうつ病を治療することです。うつ病が治って，ここに通院しなくてよくなるように，薬の治療と，周りの人との関係に取り組んでいきましょう」といった内容を温かい態度で折に触れて強調するようにしている。

　寛解で治療終結となる場合は大きな問題はないが，主治医交代や転居で

治療終結となり患者が不安などを感じている場合、IPTでは役割の変化としてそれ自体を治療的に扱うことができる。詳しくは成書[2]を参照されたい。

V．おわりに

ここまで目を通した読者の中にも、「やはり、IPTはとても自然で、通常の診療との違いがよくわからない」と感じる方もいるかもしれない。その疑問はもっともである。部分的にはどの治療戦略も常識的に見えるかもしれないが、全体をIPTの治療戦略で構成することでその診察はIPTとなり、そのときにあなたはIPTを理解するのである。

関心を持たれた方は、下記の文献や日本対人関係療法研究会（http://ipt-japan.org/）のワークショップが役立つであろう。短時間の一般外来にもIPTの治療戦略は矛盾なく組み込みやすく、一般的な治療設定では対応が難しい患者でも治療関係が安定し、治療を効果的に運用しやすい。一人でも多くの臨床家がIPTの有用性に気づき、一人でも多くの患者がその恩恵を受けられるよう願っている。

文　献

1）水島広子：拒食症・過食症を対人関係療法で治す．創元社，大阪，2007．
2）水島広子：臨床家のための対人関係療法入門ガイド．創元社，大阪，2009．
3）水島広子：対人関係療法でなおす：うつ病．創元社，大阪，2009．
4）水島広子：対人関係療法でなおす：気分変調性障害．創元社，大阪，2010．
5）水島広子：対人関係療法でなおす：社交不安障害．創元社，大阪，2010．
6）水島広子：対人関係療法でなおす：双極性障害．創元社，大阪，2010．
7）水島広子：対人関係療法でなおす：トラウマ・PTSD．創元社，大阪，2011．
8）Weissman, M.M., Markowitz, J.C., Klerman, G.: Comprehensive Guide to Interpersonal Psychotherapy. Basic Books, New York, 2000.（水島広子訳：対人関係療法総合ガイド．岩崎学術出版，東京，2009．）

小児・思春期のうつ病患者に対する精神療法的アプローチ

傳田健三　平松記念病院

 I．はじめに

小児・思春期のうつ病およびその治療は，以下のいくつかの点で大人のそれとは異なっている。①評価者間の診断一致率が低い，②注意欠如多動症（ADHD），素行症（CD），自閉スペクトラム症（ASD）などの併存症が多い，③大人と比較して双極性障害へ発展する可能性が高い，④薬物療法だけでなく精神療法に関するエビデンスも少ない，⑤若年者への抗うつ薬（SSRI, SNRI など）の使用に際しては，自殺関連行動の出現に注意を要する，⑥DSM-5 において重篤気分調節症（DMDD）という新しい概念が加わった，などである。一方，近年わが国の中高年層の自殺は減少傾向にあるが，若い世代においては減少していない。海外と比較してもわが国は子どもの自殺率が最も高い国の一つであると言える。小児・思春期の自殺の要因にはうつ病が関連していることは周知のことである。小児・思春期うつ病に対する薬物療法には限界があることは事実であるため，今後，精神療法的アプローチの重要性が一層高まると思われる。

II. 初診

1. 筆者の診療状況

　筆者は現在，週に1日の新来診療と，週に2日の再来診療を行っている（本稿脱稿前までの10年間は児童精神科外来と一般精神科外来を週に1日ずつ行っていた）。診療患者の約半数は小児・思春期のうつ病の子どもであり，何らかの発達障害の傾向を持っている子どもが多い。新来は1日3人，再来は1日30人程である。新来診察は1人40〜50分，再来診察は10〜15分を原則としている。正式な認知行動療法（CBT）や対人関係療法（IPT）は行っておらず，ごく一般的な精神療法的アプローチを行い，薬物療法を併用することが多い。

2. 小児・思春期の患者と出会う前にしておくこと

　新来の予約時に，外来看護師から家族にあらかじめ以下のことを伝えておく。①予約30分前に来院して予診票を書いてもらうこと，②母子手帳を持参してもらうこと，③子どもにことわった上で両親から見たこれまでの経過をA4用紙に1〜2枚で記載してきてもらうこと，④他院に通院中の場合は可能な限り紹介状を持参すること，⑤学校が受診を勧めた場合は学校からの手紙を持参すること，⑥診察の時間や大まかな内容，などである[1]。

　新来診察の前に上記の情報をじっくり読み，どんな子どもなのか，想像力を最大限働かせてみる。「今，何に困っているのだろう」「何に苦しんでいるのか」「何が問題となっているのか」「なぜそのような態度をとるのだろう」「その苦しみを軽くするにはどうしたらよいのだろう」などと考えをめぐらせてみるわけである。そして，「よし」と覚悟を決めて，自ら待合室に出向いて子どもの名前を呼ぶ。

3．初回面接の重要性

　子どもの精神科治療の正否は，初回面接によって決まるといっても過言ではない。初診時の子どもは大きな不安と恐怖を抱いている。治療者は，そのような不安，恐怖，緊張，困惑などの感情を十分に汲む必要がある。不安や緊張が強いときには，「少し不安かな」と声をかけたり，「大丈夫だよ」と保証を与えたりする[1]。

　初診時には，相手が年少の幼児であっても，必ず自己紹介をして，「よく来てくれましたね。少しお話を聞かせてください」と伝える。きちんと自己紹介をすると，ほとんどの子どもが驚いたり，笑顔になったり，興味津々という表情になる。言うまでもなく治療者には，子どもであっても一人の人格として尊重する謙虚で真摯な態度が求められる。子どもと対等な立場で，同じ高さに視線を下げて，正直に接し，相手が困っていることを一緒に考えていこうとする姿勢を伝えていく。

　初診時において，大人の診察のように「今日はどのようなことで来たのか」と尋ねても，多くの子どもは答えることができない。そこで子どもには，「今日は何と言われて来たのか」と尋ねてみる。病院に行くとだけ言われた子どもでも，そう言われた時にどんな気持ちがしたか，自分でも誰かに相談してみたい気持ちがあったかを聞いてみると話が広がっていく。その答えによって，どれほど表現力があるか，自分の問題についてどれくらい認識しているか，家族関係のありようなどを推測することができる。幼児や児童であっても，本当は誰かに相談したいと思い，自分の問題を自覚している子どもは少なくない。

　次に「今，一番つらいこと，あるいは困っていることは何か」を尋ねる。子どもの場合，それは本来の症状ではなく，表面に出ている身体症状や行動面の問題であることが少なくない。そして，これまでの苦しかった体験や堪え忍んできた経過に心から共感の気持ちを伝える。「そうか，大変だったね」と。そして，その時どんな気分だったか，どのようにつらかったかを聞いていく。そのようなやりとりの中で，身体症状や行動の問題の

背後にその子の本質的な症状が垣間見えてくるのである。子どもの場合，精神症状を的確に表現することも，きちんと認識することも困難なことが多いため，治療者が精神症状の一つひとつを丁寧に確認していく必要がある。

　子どもに症状について十分に聞いた後，本人に「ご家族にお話をうかがってもよいですか」と必ず確認して，親から見た状態を説明してもらう。見方が本人と異なっている部分については，そのつど本人に「お母さんはこう言っているけどどうですか」と確認していく。あくまでも主役は子ども本人であることを表すために必ず必要な儀式と言ってよい。その上で治療者はなるべく公平な立場に立ち，「お母さんにはそう見えるけど，あなたはこういうつもりでやっているのですね」というように，問題となっている事柄に対する親子の認識の差を穏やかに指摘していく。決して善悪の判断はせず，ネガティブな行動であってもプラスの意味からも見ることができる可能性を示唆していく。初回の面接では，何よりも本人が自分の身体と心の苦しさ，つらさを十分に話し，問題が明らかにされていくことが重要である。自分の苦痛が治療者に正しく伝わり，理解されたという実感が，初めの大きな心の支えになるのである。

4．小児・思春期うつ病の診断と見立て

　初回面接における生育歴，家族歴，現病歴の聴取，その後の心理検査，評価尺度などを通して，その子どもについての児童精神医学的アセスメントを行う。その際，次の5つの次元から子どもを評価するとわかりやすいと思われる。

　第1は症状である。うつ病の子どもに対しては，構造化面接を自然な形で面接に取り入れ，うつ症状を網羅的に聞く必要がある。子どもは聞かれなければうつ症状を自ら述べることはほとんどない。構造化面接を取り入れながら，単に症状の有無だけでなく，その程度はどうか，強さはどうか，それによって子どもがどれほど苦しんでいるかを聞いていく。また，子ど

もの心の問題はさまざまな表現型をとるため，気分・情緒の症状だけでなく，行動上の問題，身体症状，精神病症状，習癖（チックなど），発達の問題などについて確認していく必要がある。

　第2は発症要因である。とくに家庭の要因と学校の要因は下記に述べるように詳細に聞く必要がある。どの要因が問題を起こし，問題を持続させているのかについて検討を行う。一般的に，心理学的要因，生物学的要因，社会文化的要因がさまざまに影響しあって精神障害は発症する。したがって，リスクファクターとして考えるほうが有用である[3]。リスクファクターとしては，①素因，②誘発因子，③永続因子，④保護因子の欠如があげられる。また，その子どもの長所はどこかを検討することも必要である。

　第3は発達障害の併存である。小児・思春期のうつ病には発達障害の併存が少なくないため，知的な遅れはないか，自閉スペクトラム症（ASD）の発達歴はないか，注意欠如多動症（ADHD）の徴候は見られないかなどを十分確認する。少なくとも知能検査とPARS（広汎性発達障害日本自閉症協会評定尺度）による発達歴の確認は必須である。また，現在の主病態はうつ病なのか，発達障害なのかを明確にする必要がある。

　第4は家族関係である。家族関係は子どものうつ状態に大きな影響を与える。とくに虐待的養育は子どもに重篤な影響を与える。虐待的養育を受け，愛着形成が不十分な子どもは，不安や抑うつなどの他の障害に発展しやすいと考えられる。両親の夫婦関係にも細心の注意をはらう必要がある。また，両親のどちらかにうつ病の既往がないか，現在の精神状態はどうかを確認する必要がある。あるいは，母親と姑との関係など，家族全体への多面的な視点が必要である。また，家族のキーパーソンを特定する必要がある。

　第5は学校において子どもが置かれている状況である。学校での友達関係はどうなのか，仲のよい友達はいるか，いじめはないか，孤立していないか，教師との関係はどうかなどを検討する必要がある。いじめが存在すると，PTSD（心的外傷後ストレス障害）様のトラウマ体験となる子ども

も少なくないので、その症状の確認も重要である。また、最近はインターネットなどの情報が多様化・複雑化しているため、それらに対する知識も必要になる。

以上の5つの次元からの視点をもとに、症例のフォーミュレーションを作成することが重要である[3]。それによって症例の全体像が見えてくる。この全体像がきちんと見えるかどうかが子どものうつ病診断の鍵である。子どものうつ病の評価者間の診断一致率を高めるためには、この全体像を共有できているかにかかっている。真の診断とは単にラベルを貼ることではなく、その子どもを取り巻く家族、学校、その他の環境の状態、そのレベル、長所、短所などの全体像を把握し、その子どもに最適な治療的アプローチを提供しようという試みということができる。

5．心理教育と治療方針の決定
1）うつ病の心理教育について

鍋田[6]が述べているように、「うつ病にかかった人は、ある意味でうつ病を治すための『うつ病教室』に入った新入生のようなもの」である。筆者は専門家としてうつ病の診断をなるべくわかりやすく伝えるとともに、病気の性質、経過、予想される予後などの情報をパンフレットを用いて提供している[1]。それとともに、薬物療法について（後述）、日常生活における注意、どのようにうつ病と付き合っていくか、どのように回復していくのかなどを詳しく説明する。初診時はここに最も時間を割いている。

それに対する子どもの反応は共通していることが多い。これまでも身体疾患で病気の治療をしたことはあっても、ここまで自分と向き合って詳しく病気の説明を受けることはほとんどの子どもにとって初めての体験であると思われる。子どもは興味津々で一生懸命に説明を聞いてくれる。また、得体の知れない心身の不調、言語化できない気分のつらさ、気力のなさなどを、自分のせいにして自らを責めていた子どもたちが、それがうつ病という身体の病気が原因であることを知ると、絶望の中に一点の光を見出し

たように，皆一様にホッとするだけでなく，治療へのモチベーションが芽生えてくるのがわかるのである。大人と違って精神疾患に対する偏見が少ないため，「うつ病という身体の病気」を受け容れることにさほど抵抗はない。子どもは大人よりもずっと「うつ病教室」のよい生徒なのである。

 2）治療方針の決定

 支持的精神療法，認知行動療法的アプローチ，家族療法的アプローチ，薬物療法について公正な立場で説明し，子ども自身の意思，家族の要望，治療者の経験を話し合い，双方の意見を対等に尊重し意思決定に取り入れていく。いわゆる shared decision making である。個々の患者がおかれた状況，患者および家族の要望に応じながら，リスクとベネフィットを考慮して，双方が納得する最適な方法を選択していく。

 薬物療法については，わが国で使用することができ，小児・思春期うつ病に対してエビデンスのある抗うつ薬として，sertraline（6歳以上）と escitalopram（12歳以上）があること，ただしわが国では安全性・有効性が臨床試験で検証されていないこと，賦活症候群（activation syndrome）を含めた副作用が出現する可能性があることについて詳しく説明し，インフォームド・コンセントを得ることが必須である。そして，家庭・学校における環境調整を行いながら，本人・家族が十分に話し合った上で1週間後に来院してもらい，抗うつ薬を使用するかどうかを決定する。精神療法においては，正式な認知行動療法や対人関係療法が適応な症例は稀である。したがって筆者が行う精神療法は，認知行動療法や家族療法の要素を織り交ぜた支持的精神療法である[1]。

 以上のような方法で治療方針を決定していくと，本人および家族も納得し，治療意欲をもった治療が開始されることになる。薬物療法に対しても，むしろリスクを十分に理解した上で服用してみたいと希望する場合が少なくない。

 3）発達障害に関する説明

 上述したように，小児・思春期うつ病には ASD や ADHD などの発達

障害が併存しやすい。発達障害の説明は次のように行っている。明らかにASDあるいはADHDの診断基準を満たし，発達歴も存在し，それが病態の主体である場合は，ASDあるいはADHDの病態の説明をパンフレットを用いてわかりやすく行い，それに対する治療や療育を中心に行っていく。うつ病が主体である場合は，発達障害の説明はひとまず棚上げし，うつ病の治療を中心に行う。筆者の臨床では後者が多く，発達障害は軽症あるいは診断基準は満たさないが傾向はあるというグレーゾーンの場合が少なくない。そのような場合は，うつ病の改善に伴って，発達障害傾向はほとんど目立たなくなることも稀ではない。発達障害の説明は，うつ病の治療に概ねめどが立ったころ，タイミングを見計らって，慎重に行う必要がある。診断基準に満たない場合は，あえて説明しない場合もある。いずれにしろ，発達障害の説明をすることが患者のベネフィットにつながるかどうかを十分に考えた上で臨機応変な対応が必要になってくると思われる[5]。

■ Ⅲ．再診

1．子どものうつ病に対する5ステップ・アプローチ

鍋田[6]はうつ病に対する妥当で現実的な精神療法として「3ステップ・アプローチ」を提唱している。それは，診断を伝え，病気の性質・経過・予想される予後の情報を提供し，治療の種類と方法を教育し，病気への対応や付き合い方をターゲットにする「心理教育的アプローチ」，病気に関与している発症状況を明確化し，解決の方法を治療者とともに模索する「問題解決的アプローチ」，そしてうつ病になった自分をもう一度振り返り，生き方を考え直すきっかけとする「生き方をターゲットとするアプローチ」の3つからなるものである。

筆者は子どもの場合，①「見立て，診断的アプローチ」，②「心理教育的アプローチ」，③「真の感情を表現させるアプローチ」，④「問題解決的アプローチ」，⑤「生き方や特性・性格へのアプローチ」の5つからなる

5ステップ・アプローチを行っている[1]。ここでは，まず全体をまとめた「小児・思春期うつ病症例に対する支持的アプローチ」について述べ，次に，とくに③「真の感情を表現させるアプローチ」と⑤「生き方や特性・性格へのアプローチ」について解説したい。

2．小児・思春期うつ病症例に対する支持的アプローチ

子どものうつ病患者が，自分の気持ちや考えを言葉で表現することは容易なことではない。それができるようになるには，時間もかかるし，さまざまな工夫が必要である。以下にいくつかの工夫・ポイントをあげてみたい。

第1に，症状の確認である。子どもは心のあり方の特徴や感情・考えが，症状や行動の中にあらわれやすいため，症状を丁寧にとらえていくことが子どもの心理を明らかにする第一歩である。症状の強さや重症度によって子どものつらさを推察し，「大変だったね」とねぎらいの言葉をかける。そして，よくなった症状や改善した行動を取り上げて，ともに喜び，それを讃えていく。

第2に，初診の段階で「睡眠・覚醒リズム表」[1]の説明を行い，可能であれば書いてきてほしいと依頼する。睡眠の状態，気分の程度，日常行動について1日1行書くだけであるが，大人よりも子どものほうが真面目にきちんと書いてきてくれる。それによって治療へのモチベーションの程度がわかる。そこに書かれた出来事を1つか2つ取り上げて，その時どんな気持ちだったのか，どんな考えが浮かんだのかを聞いていく。

第3に，患者の日常生活に目を向けていくことである。どの地域に住み，どのような家族構成で，何時に起きて，家では何をして，何が楽しみで，食事は何が好きで，外出はするのか，どんな学校へ行っているのか，何時に寝るのかなど，なるべく具体的に子どもの日常生活をイメージしていく。そして，その日常生活の中で何が負担になっているのか，何がストレスになっているのかについて最大限の想像力を働かせてみるのである。

4人姉妹の長女であったうつ病のAさん（小6, 12歳）を例にあげてみたい。学校の友達関係にはさほど大きな要因はなく，家族関係もとくに問題は感じられなかった。母親は週に4日パートに出ており，Aさんが健気に妹たちの面倒を見ていた。通院はいつも母親と2人で来院し，待合室では母親との仲睦まじい姿が観察されていた。抗うつ薬は奏効し，家庭内ではほぼ本来の状態に回復した。登校も可能になったが，午前中のみで早退することが続いていた。そのため，母親のパートも午前中だけに変更になった。ある通院日のことである。家庭の事情で4人姉妹と母親で来院した。妹たちはそれぞれ診察室の探索を始め出したため，Aさんが甲斐甲斐しく妹たちの世話を焼く場面が見られた。しかし，しばらくするとAさんは急に表情を強張らせて，「みんなもう来ないで」と言って泣き出したのである。母親と筆者は顔を見合わせ，「これがこれほど大きな要因だったのか」と気づかされた。もちろん，それまでも妹たちの面倒をみることが負担になっていることは母親と何度も話し合っており，できる範囲で対応を試みていたが，Aさん自身は「それほど負担ではない」と述べていたため，そこまで深刻には考えていなかったのである。Aさんもようやく理解してもらったことで，それ以降比較的スムーズに寛解に向かっていったケースであった。

　第4に，治療者が患者の感情や考えを推測して言語化してみることである。「何か困っていることはありますか」と問うて，すぐに言葉で答えることができる子どもは少ない。上記のAさんのようにこちらで推察して問うても否定することも稀ではない。しかし，それでも何度も本人に確認していく作業は必須である。「〇〇で困っているのかな」「△△がつらいのかな」と問うていると，初めは否定していても，後になって「実は」という形で述べられることは多い。子どもが言語化できるようになるには相応の時間と熟成が必要なのである。

　また，その時の気持ちを言語化するのはさらに困難なことが多い。そこで，「その時は憂うつな気持ちがしたのだろうか」「悲しい気分になったの

かな」と治療者が患者の感情を推測して聞いてみるのである。これも，初めは首をかしげたり，「少しそんな感じかな」と述べたり，患者の感情そのものを言い当てるのは易しいことではない。そもそも簡単な言葉で置き換えられるものではないのかもしれない。しかし，このようなやりとりを続けていると，しばらくすると，「憂うつというわけではなく，何かイライラする」とか「つらくはないけど，うざい」などと自分の言葉で述べるようになったり，治療者の言葉を訂正したりするようになる。治療者には言わないが，母親に伝えることができるようになったりする。自分の感情を確認するためには，人とのやり取りの中での訓練が必要なのだと思う。

3．真の感情を表現させるアプローチ

上記に述べた支持的アプローチを行っていると，子どもは治療者に対して次第にさまざまな気持ちや感情，あるいは考えを表現するようになってくる。しかしそれでも，子どもにとって自分の本当の気持ちや考えを言葉で表現することは容易なことではない。そこで，子どもに真の感情を表現させるさまざまな「設え」や「枠組み」が必要になってくる。例えば，言葉で表現することが困難な年少児では，絵画や箱庭，あるいは遊びなどの非言語的な手段を用いることもある。あるいは，「睡眠・覚醒リズム表」を書いてきてもらいながら，文章を書くことが好きな子どもには，もう少し詳しくノートに書いてもらったり，本人独自の日記をつけてきてもらったりする。話すことが苦手でも文章にすると能弁な子どもも多い。子どもが書いた文章を読んで，初めて目の前の子どもの真の苦しみを知ることも少なくない。

そのような自分に最も相応しい形で自分を表現する練習をしていると，これまで誰にも言えず，ずっと心に秘めてきた事柄や感情を，あるタイミングで思い切って話し出すというエピソードが存在する。それがターニングポイントとなって治療関係が深まり，自分の感情を素直に言葉で述べることができるようになることがある。

摂食障害とうつ病を併存していたBさん（中3, 15歳）を例にあげてみよう。Bさんには食事日記（何時に，何をどれだけ食べて，どんな行動をして，どんな気分だったか）を書いてもらっていた。治療開始半年後になっても会話は表面的で，「大丈夫です」という返事が多かった。食事日記を相互に確認しているとき，夕食後に気分が落ち込むことが多いことに気づいた治療者が，「夕食はどんな感じで食べるのですか」と聞いてみた。Bさんの両親はともにキャリアの高い職業についており，朝食は一緒に食べるのであるが，夕食は母親が作り置きしてくれたものを電子レンジで温めて，Bさん一人で食べることが日常となっていた。Bさんは「広くて明るいリビング・ダイニングのテーブルで一人で食べるのが嫌なので，部屋中の電気を消して，台所で小さな電気だけをつけて食べています」と述べたのである。思わず言葉を失った治療者は，ただ「そうだったのか」としか答えることができずにいると，しばらくしてBさんの目から大粒の涙がこぼれ出したのである。それ以後，Bさんは素直に自分の真の感情を言葉で伝えてくれるようになり，寛解に向かっていった。

4．生き方や特性・性格へのアプローチ

　子どもと生き方や性格・特性をテーマとした話し合いが可能かと疑問に思う人もいるかもしれない。しかし，子どもにとっては，好むと好まざるにかかわらず，進学や就職の問題が次々と迫ってくるのである。人生や生き方を考えざるを得ない状況に置かれていると言ってよい。ところが，家族はうつ病の子どもを抱えて，多かれ少なかれ腫れ物に触るような対応にならざるを得なくなっている。学校でも，時々休む子どもに対して，進学可能な学校名は出るが，生き方が話題になることはほとんどないのではないか。

　しかし，子どもも人生を悩んでいる。一度，うつ病というつまずきを体験した子どもは進学してもまた同じ状態になってしまうのではないか，自信を失って将来何をすればよいのかと悩んでいる。友達とのトラブルがト

ラウマのような深刻な体験となっている子どもも少なくない。まず，そのような子どもたちに，「今の君は十分に頑張っている」「あなたはあなたのままでよい」「今できる範囲で今後のことを考えていこう」と伝えていく[5]。

また，思春期になると，自分の問題は発達障害が原因なのではないかと疑問をもつ子どももいる。うつ病で通院していたCさん（高校3年生，18歳）を例にあげてみたい。Cさんは友達関係がうまくいかないことをつねに悩んでおり，大学に進学してもまた同じ問題を抱えるのではないかと不安を訴えた。そこで，一度心理検査を受けることを勧め，その結果を詳しく説明したのである。ASDの特徴を持っているが，あなたの場合は障害というより特性として考えたほうがよいこと，人の気持ちを察したり想像することは多少苦手かもしれないが，視覚的に物事をとらえる能力には秀でており，人にはない感性を持っていることを伝えた。Cさんは以上の話を神妙に聞いていたが，「これまでの自分の生きづらさの意味がようやくわかった」と述べ，自分の特性を生かした生き方を考えてみるようになり，最終的に進学せずに，趣味を生かした会社へ就職となったのである[1]。

Ⅳ．終結

小児・思春期うつ病の治療終結は，症状が改善しているだけでなく，自分の居場所を確保し，その人なりにその場に適応していることが条件となる。薬物を慎重に漸減する必要もあることから，双方合意のもとで，かなり計画的に終結を迎えることが多い。その際には，とくに以下の点について話し合うことにしている。

1．何が最も大きな要因だったか

治療の終結時に，発症の頃に自分を取り巻いていたストレスの中で，何が最も大きな要因だったのかを聞くことにしている。これまでも話題にしてきたことが最も大きな要因であり，治療者もなるほどと思うこともある

が，全く意外な要因が語られることもある。「そうだったのか」と驚かされることも少なくない。回復して，初めて言語化できることもあるのだ。ここで初めて，発症前の生活スタイルや性格・特性といった話題が出ることもある。もう一度，自らを振り返る貴重な時間になることが多い。

2．自己価値感の変化

うつ病の子どもたちの初診時の自己価値感はおしなべて低い。その価値感が，終結時にはどのように変化しているのだろうか。健康な自己価値感とは，自分の短所を理解し，それを受け入れながらも，自分の長所も理解し，それを大切にしていることである。健康な自己価値感を持っていれば，自分自身を含めて，すべての人の元来の価値を認めることができるのである[4]。自己評価を尋ねても，いまだに自信がないという子どももいるが，その表情や行動，あるいは対人関係や親子関係を見ると，明らかに自己価値感が高まっていると感じられることが多い。他人への対応からそれを感じることができる場合もある。

3．うつ病の意味

治療の終結時には，小児・思春期の子どもたちにも，「この病気になる前と今では，何が変わったか」「うつはあなたにとってどんな意味があったか」を問うことにしている。年齢の違いによって，あるいはその人の性格によって言い方はさまざまであるが，その子どもなりに「うつ病の意味」を考えていることが多い。「病気になったころは，何でも頑張ろうと無理をしていた。最近は『まあ，いいかな』と思えるようになった」という内容を述べてもらえると本当によくなったと実感できるのである。

V．おわりに

本稿では，小児・思春期のうつ病に対する精神療法的アプローチについ

て，筆者が行っている方法を解説した．小児・思春期のうつ病については，評価者間の診断一致率が低く，薬物療法においても一致した見解が得られていないのが現状である．しかし，精神療法的アプローチにおいては，特別な方法があるわけではなく，一般的な支持的アプローチを地道に行っていくしかないと筆者は考えている．ただ，そこに小児・思春期特有のコツやポイントを認識しておく必要がある．子どもの臨床は大変だという人がいるが，子どもには成長・発達というプラスの推進力がある．うつ病の真っ直中では苦労することも少なくないが，子どもは大人と比べて間違いなくよくなる．その臨床を目の当たりにしたとき，大きな達成感と充実感を経験するのである[2]．

文　献

1）傳田健三：子どものうつ　心の治療：外来診療のための5ステップ・アプローチ．新興医学出版社，東京，2014．
2）傳田健三：子どもの精神医学入門：発達精神病理学の視点から．傳田健三，氏家武，齋藤卓弥編著．子どもの精神医学入門セミナー．岩崎学術出版社，東京，p.11-33，2015．
3）Goodman, R., Scott, S.: Child Psychiatry, Second Edition. Blackwell Publishing, Oxford, 2005.（氏家武，原田謙，吉田敬子監訳：必携　児童精神医学：はじめて学ぶ子どものこころの診療ハンドブック．岩崎学術出版社，東京，2010．）
4）Lisa, M. Schab: The self-esteem workbook for teens. New Harbinger Publication, Oakland, 2013.（高橋祥友訳：青少年のための自尊心ワークブック．金剛出版，東京，2017．）
5）村上伸治：現場から考える精神療法：うつ，統合失調症，そして発達障害．日本評論社，東京，2017．
6）鍋田恭孝：うつ病がよくわかる本：うつ病の本質・うつ病からの立ち直り方・うつ病のあるべき治療．日本評論社，東京，2012．

第7章 老年期のうつ病に対する精神療法的アプローチ
――生老病死に逆らわない生き方を支える――

新村秀人　慶應義塾大学医学部精神神経科学教室

I. はじめに

　本書では，短時間の日常診療の中で行う精神療法的アプローチについて考えている。保険診療の通院精神療法の要件が5分以上となっている中，多くの患者さんがやってくる一般の精神科外来の場面では，診療の質と量のバランスを考えると，10分間というのが必要十分かつ「良心的な」診療時間と言えるのではないか。高齢のうつ病患者を，通常の精神科外来で診ていく場合の精神療法的な要点・注意点について検討したい。なお，本稿では，外来通院を中心とする軽症から中等症のうつ病（抑うつ障害群），気分変調症（持続性抑うつ障害）を想定している。

　老年期のうつには，老化に伴う身体機能低下，認知機能低下，身体疾患など背景にさまざまな問題が影響を与えている可能性がある。また，高齢者は，こだわりが強く神経症的心性をもつことも多く，不安・焦燥・心気・不眠など多様な症状を併発し，うつも遷延しやすい。症状のみならず生活や生き方にも目配りし，介入に際しては，休養，環境調整，投薬と小精神療法[3)]に加えて，自然な回復を促す養生論[4)]を基本に，生活上の具

体的なワンポイント・アドバイスをすることが有効であろう。なお本稿では，患者のセリフは「　」で，治療者のセリフは＜　＞で示した。

II．初診

　再診の時間は10分間程度であるにしても，初診の時には30分の時間をとることが望ましい。高齢者では，うつ病と一言でいっても様々な要因が絡んだ複合的な病態の可能性があるため，初診時に包括的なアセスメントをしておいたほうがよいだろう。

　主訴・現病歴：高齢者のうつの診療に限ったことではないが，面談の最初は＜どうされましたか？＞という open question で主訴と現病歴を尋ねることから始める。そして，困りごと（主訴），その前後に何があったのか（現病歴）を，はじめは本人の語るままに，全体像が見えてきたならば整理しながら，closed question を交えて順次把握していく。その上で＜どうなりたいですか？＞と本人の回復モデルを確認しておく。

　生活歴：＜若い時には何をされていましたか？＞とごく簡単にでもよいので，アウトラインをつかんでおく。出身地，最終学歴，職歴，結婚・挙児の有無，飲酒歴も大切な情報である。＜日中は何をして過ごしていますか？＞，＜ご飯の準備はどうしていますか？＞，＜だいたい何時に寝て，何時に起きますか？＞と現在の生活の様子，1日のスケジュールについても聞き，患者の暮らしぶりを具体的につかむ。仕事をしていれば，勤務形態，時間，内容について聞く。さらに，＜好きなことは何ですか？＞，＜リラックスできる時間はありますか？＞と，症状，辛いことや悩み（ネガティブなこと）だけでなく，健康な面，その人らしさ（ポジティブなこと）についても聞く。

　既往歴：身体疾患の既往歴，現在内服中の薬などの確認は必要であろう。

　社会資源：介護保険認定を受けているか，受けていればサービス内容（ヘルパー週2回など）を確認しておく。

家族：同居者は誰か。子や孫がどこに住んでいるのか（徒歩10分，電車で1時間など，連絡をとっているか），ふだん接している家族（義母との関わりなど）について聞く。

高齢者といっても60, 70歳代の「若い」高齢者と80歳代後半以上の超高齢者（oldest-old）とでは，身体機能，生活状況，家族構成，悩みのあり方が違う。当然のことではあるが，改めて意識しておく。

高齢者の中には，難聴であったり，老視や白内障で目が見えにくかったり，動作がゆっくりの人もいる。耳元でゆっくり話す（大声でなくてもよい），診察室に入ってくる時や出ていく時はゆっくりと待つ，杖やシルバーカー（手押し車）を使う人には診察室のドアを開けてあげるなどの配慮が必要であろう。治療者が患者の物腰にあわせることも有用だろう。筆者は，高齢の患者が難儀そうに椅子に腰かけようとしているときに，思わず＜どっこいしょ＞と声が出てしまうことがある。

治療者が患者よりも若いこともしばしばあるだろう。自分よりはるかに年長の人の苦労が若い治療者に実感としてわからないことはやむを得ない。治療者は患者に人生の先輩として教えていただくという態度で臨むとよい。

Ⅲ．再診

うつの治療は，自然な回復過程を阻害しないように，回復のタイミングにあわせて徐々に活動を上げていくという養生論的な指導を行うことが基本である[4]（**表1**）。筆者は，外来では，以下のような表現で，4つのステップを無理なく進んでいくようアドバイスしている（**表2**）。①＜まずは「完全休養」が必要です。5日間から1週間は，38度の熱がある病人のつもりで，テレビなどの気晴らしもしないで，一日中横になって休んでいてください＞，②＜次は「病み上がり」の時期です。テレビ，散歩，近所への買物などをぼちぼちやってもよいが，面倒くさくて気が進まなければやらないこと。疲れたら休んでください＞，③＜ふだんの「休日」と同

表1 うつ病の病期と養生（文献[4]より作成）

病期	介入	ことわざ
①極期	休息をとる（寝て過ごす。必要に応じ服薬も） 無理に何かをしない（テレビ・音楽も控える）	「果報は寝て待て」
②回復前期	状態に応じて臨機応変に休息と行動を調整 自然な回復の少し後をついていく	「三寒四温」 「一歩一歩」
③回復後期	状態に応じて生活を広げていく 生活の雑事にぽつぽつと手を付ける	「外相整えば， 内相自ずから熟す」
④回復の後	再発予防：「かくあるべし」や過労を避ける	「過ぎたるは 及ばざるがごとし」

表2 うつ病に対する養生論的な休養のステップ

休養のステップ	介入
①「完全休養」	5日～1週間。一日中横になって休む 何もしない（テレビ・音楽も控える）
②「病み上がり」	やりたいこと（テレビ・音楽など）に手を出してよい 面倒くさくて気が進まなければやらない。疲れたら休む
③「休日」	状態に応じて生活を広げていく 生活の必要事にぽつぽつと手を付ける
④「平日」	再発予防：「～しなくちゃ」「やり過ぎ」を避ける。

じような生活をしてください。楽しみの買物などをしてもよいです＞，④＜いつもの「平日」の過ごし方です。家のことをしたり，（仕事を想定して）図書館に行ったりしてもよいです＞。そして，遷延するうつ病例では，休養からより積極的な行動への促し（行動処方）へと比重を移していく[10]ことがうつの精神療法の要点である。

　高齢者のうつを診ていく場合は，うつからの回復というひと続きの流れだけでなく，生活や人生についてさまざまな事柄に話題が広がってくるだろう。これらは，「生老病死」という人生の四つの面についての話題である。生老病死とは，人間がこの世で避けられない四つの苦しみ（四苦），すなわち，生まれること，老いること，病気になること，死ぬことである（本稿では「生」を「生きること」に読み替えている）。高齢者の診療では，

生老病死を意識するとよいだろう。

1. 生

高齢者には，それぞれが歩んできた人生の物語（ライフストーリー）がある。親との葛藤（特に母との関係を引きずる場合が多い），「夫が血痰を吐いて，肺がんだった」（配偶者のこと），「娘は46歳独身，それも重荷」（子が自立しない），「私が死んだら，この子はどうなってしまうのか心配」（子が病気・障害を抱える），「義母は98歳になるけど，変わらない義母を見るとカッカしてしまう」（姑との関係），「義姉が，遺産・年金を使い込む」（親戚との関係），「次期社長の娘婿が頼りない」（仕事・家業の悩み），「○○市にいたときは知り合いがたくさんいたけれど，こちらに移ってからは，知っている人もいなくてさびしい」（地域性），「隣家の人が猫をたくさん飼って困る」（近所との関わり），「飼っていた犬が死んだ。腎臓が悪くて介護していた」（ペットのこと）など，様々な話が出てくるであろう。人生には光と影がある。光の部分のみを取り上げるのではなく，影の部分にも注意して耳を傾けて受け止めていくことが，高齢者との面談では大切だと思う。

ここで，電子カルテの書き方について触れておきたい。紙カルテの場合，現病歴や生活歴などの基本的情報はカルテの冒頭にあり，初診時に記載して，その後情報の追加・修正を行っていき，折にふれて前のページに戻り参照するであろうが，電子カルテの場合，初診時の記載や現病歴の記載欄に戻るために数回のクリック操作を行う必要があって時間と手間がかかり，参照しなくなってしまうことも多いと思われる。そのため，筆者は，現病歴，生活歴，既往歴，家族構成などについて，カルテ本文のO）欄（Objective欄）に数行ずつ書いていき（カタカナは半角にしてスペースを省くなど工夫して，全体で10〜15行におさえると一覧できるようになってよい），毎回の診察時に前回分を元に書き足し修正していくという方法をとっている（表3）。このようにすれば，いつでも基本情報が一覧でき

表3 電子カルテにおける基本情報の記載例

(O)	OC）元々心配性。白血病の娘の介護，がんの夫の介護をしていた。 〇〇年，喉の奥のけいれんがあり，Aクリニック→Bクリニック→C病院に通院。 ジプレキサ(2.5) 1Tなどを内服。消化器科，耳鼻科，神経内科でnp。 〇〇年〇月に当科に紹介受診。 LH）〇県出身。大卒。主婦。夫と同居。コーラスのサークル週1回。飲酒なし PH）腰椎すべり症，DM(-)，HT(-)，薬アレルギー(-) 家族）夫（〇〇年に退職） 　　　長男（31歳，未婚） 　　　長女：白血病で〇年死去。 　　　義母（99歳，認知症）施設入所中

※「np」は「no problem」の略

て便利なので，お勧めしたい。

2．老

「外出すると疲れやすくなった」，「夏でも手が冷たくなる」，「補聴器をすると電話の声も聞きにくい。電話も遠慮している」，「いつまで自分で身の周りのことができるのかと思うと心配で眠れなくなる」，「今は，時間と金があるが，興味がなくなった。酒も弱くなった。寂しい」，「年とって見えるのか，皆に手を取られることが多いけど，杖は使いたくない」など，若い時とは勝手が違う。心身の機能が少しずつ衰えているのに気づき，「老い」に出会ってとまどう。「老い」は，これまで何の気なしにやってきたことが，ある日を境に急にスムースにできなくなる，という生活上の気づきの積み重ねとして体験される。

現代の高齢者は，かつての高齢者と比べ，医学的・社会学的に「若く」なっている[8]。しかし，高齢者が皆「いつまでも若々しく活動的でいなければならない」と自分に課してしまい，「若さへの強迫」にとりつかれてしまうとすれば，生きづらいであろう。＜老いは自然な過程であり，老いてもよい＞，＜老いに逆らわなくてもよい＞というメッセージを，治療者はうつになっている高齢者に伝えることが大切ではないだろうか。アンチ

エイジングではなく「成熟としての老い」という視点である。「もっと，もっと」と自分を駆り立てながらより多くを得ようとする人生から，「老い」と共に歩んでいく人生への転換を模索し，「今の自分は，もはや以前のような自分ではない」と自己の限界を知り，それをしみじみと受け入れられるようになると楽になるのではないか[5]。例えば「夫は，私を回復させよう，社会に復帰させようと一生懸命。夫に引っ張られて，音楽会に行ったり山に登ったり」という時は，＜それはだめです。休養期間にしましょう＞とブレーキをかける。「友人に習い事に誘われる。行きたくはないのだけど」という場合は，＜行きたくなったら，行きましょう＞と気持ちに乗った行動を勧めるとよい。

年をとっての孤独は大きな問題である。「一人娘が電話をしてもとってくれない。寂しい」，「中学からの友人はひ孫ができて忙しい。もう一人の友人は認知症になってしまった」，「カルタの会の仲間が8人いたが，1人亡くなり，1人来られなくなり，6人になった。年をとるとこんなに辛いものかと思う」，「周りに話をする人がいないのは，本当に寂しい」。さまざまな思いを診療の場で話してもらうことは，大切であると思う。

3．病

うつ病は，内因性であろうとも，反応性の部分が大きかろうとも，うつであることを認めて，うつの気分には逆らわない（「できないこと」[6]をしない）ことが大切である。「気分が落ち込んだり，楽になったり」という訴えに対しては，＜気分は天気のようなもの。心も，雨が降ったら雨宿り，晴れたら散歩に出てみては＞と天気の比喩を用いて説明するとよい。「気分が沈む」ことが続く場合は，＜落ち込んだ気持ちに浸りきってみては＞と，むしろ逆説的に介入するとうつから抜け出すきっかけになることがある。

必要に応じて抗うつ薬などの薬物も処方するが，向精神薬は少なめに調整するよう心掛ける。高齢者のうつでは，焦燥感が強いこともあるが，

「この薬を飲まないと症状がとれない」との「はからい」を助長してしまわないようにすることが大切で，＜当面の症状や不安をある程度軽減して，これとつきあいながら生活を立て直すための助けとする＞との意味合いを確認し，本人とも相談して処方する[10]。

「症状が気になって仕方がない」，「痛みが続いてとれない」，「頭がフワフワ，眼の奥が重い，足がだるい」と身体の不調の訴えが多岐にわたるなどの心気的な場合には，器質疾患の鑑別をしておく必要があろう。実際に，転倒して腰椎を圧迫骨折していたり，高血圧が見つかるなど身体疾患が生じていることもある。しかし，身体的な検査を1回受けて異常が見つからなければ，＜身体のことが気になるでしょうが，悪い病気ではないようですよ＞と，同じ検査を何回も受けないようにアドバイスすることが治療的である。見つかるはずのない症状の原因探しをし続けることによって，かえって焦りが強まると悪循環に入ってしまう。＜見つからない原因探しという「できないこと」をしようとしていませんか＞，＜どうあがいてもこれが自分の体，付き合っていくしかないのでは＞といったアドバイスをする。ただし，押しつけにならないよう注意する必要がある。「一緒に困る」というスタンスもよいだろう。

「夕方に一人で部屋にいると『このまま息ができなくなったらどうしよう』という不安がある」など，高齢者では不安の背景にも，若い人に比べて，身体の不調や実感としての死への恐怖があり，容易にやり過ごすことはできないことも多い。＜ちょっと外に出て，近くのコンビニで買物してみては＞など，生活の中での行動を勧めていく。

それでも，なかなか身体が言うことをきかない時，どう対処すればよいのだろうか。身体内観[7]も有用であろう。それは，①自分の身体が私にしてくれたこと，②私が自分の身体にして返したこと，③私が自分の身体に迷惑をかけたことを思い出してもらうのである。すると，これまで自分は自分の身体のおかげで人生を歩んできて，時には身体を酷使してきたのに，自分が身体にしてあげたことはほとんどないことに気付き，身体に感

謝といたわりの念が湧いてくる。また，一日の終わりに浴槽やベッドの中で，自分の体をさすりながら「今日も一日お疲れさま。ありがとう。明日もよろしくお願いします」と呼びかけるのも効果的である。

　うつをある程度抜け出したならば，不安などの症状があっても生活に必要な行動を行い，生活を形から整えることが大切である。例えば，＜いくら苦しくても，痛くても，さりげなく日々の生活を続けていたほうが，苦しみも痛みも減っていきますよ＞，＜病人ではなく，健康な人のふりをして生活してみましょう＞[1]といった助言を行う。そのような言葉がけを続けていくと徐々に，「調子が悪くても，開き直って，体操に出る。友達には『大丈夫そうね』と言われる」，「ガタガタふるえて，喉が焼け付くようでも，もうしょうがないや，病気と付き合っていくしかない。そのままやっていると歩けなくなってしまうから，今は毎日スーパーまで買物に行っている」というようになっていく。

　また，折にふれて＜楽しみにしていることはありますか？＞，＜やすらぐ時間は，どんなことをしていますか？＞と，うれしかったこと，よかったことを聞いていく。そして，＜お風呂にゆっくり入ってみては＞，＜お茶をよく味わってください＞など，症状にのみとらわれがちだった身体の感覚を生活の行動の中に取り戻せるようにアドバイスするとよい。

　不眠を訴える患者では，「眠れない」ということよりも，「眠れないことへの不安」が強い場合が多いだろう。高齢者は生理的に短眠，浅眠，断眠が当たり前なので，＜赤ちゃんは一日中ずっと寝ているけど，だんだんと歳をとっていくと，必要な睡眠時間は減ってきます＞，＜同世代の方は4時間，5時間睡眠が当たり前ですよ。8時間にこだわってはいけません＞，＜必要な睡眠時間は，自動調整できているので体に任せましょう＞，＜眠りは捕まえようとすると逃げてしまいます。横になっているだけでよいのです＞，＜夜中に起きてしまったときも，時計は見ないほうがいいですよ。時計を見ても，『もうこんな時間か』とか『まだこんな時間か』とか心配になるだけで，いいことは何もありませんよ＞といったアドバイスをする。

高齢になると認知症とまではいかなくとも，物忘れを自覚したり，周囲・家族から物忘れを指摘されたりすることもあるだろう。例えば，「施設の演奏会の日付を忘れてしまった」，「物事を心配に考えて，考えの中心がわからなくなってしまう。考えがまとまらず，現状がつかめず，不安・心配になる」といった状態である。＜メモをとる＞，＜周囲の助けを借りる＞など，何かに頼ることが有用かつ大切だろう。＜時には頼ることも必要なのでは＞，＜頼られるのは周囲にとっては嬉しいことですよ＞，＜頼ることは恥ずかしくないですよ＞と伝えていく。

　高齢者には，行動，生活，認知機能の制約がある。それに寄り添い，勇気づけながら，＜こんなことをしてみては＞，＜こうするといいですよ＞と生活場面の中で，単純で具体的な行動の処方，ワンポイントのアドバイス・行動指示をしていく。何かを変えるのではなく，少しずつでも生活上の工夫を勧めるのである。その生活の仕方そのものが，その人の固有の生の発揮となる。人生の影の部分を受け入れていきながら，やわらかい生活力や欲求に焦点を当てて引き出し，おだやかな生き方を一緒に模索する。行動処方は，家族にもわかりやすく伝えることが大切であろう。

4．死

　「夫の四十九日が無事済んだ。思い出して，ふと辛くなる」。面談の中では，身近な人の死（「二人称の死」[2]），自分の死への恐怖（「一人称の死」），死後はどうなるのかといったスピリチュアルな話題も出てくるだろう。このような場面では，治療者の人生観・死生観も問われることになる。話題をそらさずに，治療者なりの考えを（答えが出ないにしても）素直に話すことが大切であろう。「死ぬのが怖い」というのは，人間だれしもがもつ自然な感情である。「死ぬのは怖くない」と否定することはできない。同じ死すべき人間の一人として，治療者も一緒に悩み，考えてもよいのではないだろうか。

IV. 終結

　治療の経過とともに，診察時の話題は，症状に対する態度から生活に対する態度へ，さらには生き方・性格上（パーソナリティ）の問題へと，行きつ戻りつしながらも変遷して，治療は深まっていくであろう[9]。中年期以降に起こる人生上の危機において，葛藤や抑うつといった行き詰まりが生じたときに，自らの経験を語ることで，自己の限界を知り，今まで執着していた症状をとることをある程度あきらめる（症状をそのままに，受容を促進する）ことができれば，症状の収束（引き受け），自己変容に至る[6]。

　うつの改善や生活，生き方の修正が行われると，治療は自然に終結に向かう。若年者のうつは，復職や復学など社会機能の回復と安定（寛解）をもって終結となることも多いが，高齢者の場合はそうではない場合もあると思われる。抑うつ，意欲低下，不安，焦燥感，心気，不眠などの初診時に訴えていた症状が改善し，終結となることもあろうし，疾患や機能低下（難聴，骨折，がん，フレイル［体重減少，疲れやすい，歩行速度低下，握力低下，身体活動量低下］，認知症の進展など），家族の問題（配偶者の死など）が新たに生じてきて，診療が継続になることもあるだろう。いずれにせよ，治療者は，患者の求めに応じながら，患者の生活（人生）の伴走者として，個別の老い，生き方，病との向き合い方，その根っこにある自然な欲求を共有しながら，生老病死に逆らわない生き方を支えていくとよいだろう。

文　献

1）帚木蓬生：生きる力：森田正馬の15の提言．朝日新聞出版，東京，2013．
2）ウラジミール・ジャンケレヴィッチ：死．中澤紀雄訳．みすず書房，東京，1978．
3）笠原嘉：精神科における予診・初診・初期治療．星和書店，東京，2007．
4）北西憲二，中村敬編：森田療法で読むうつ：その理解と治し方．白揚社，東京，2005．
5）北西憲二，坂村論子：がんという病と生きる：森田療法による不安からの回復．白揚社，東京，2016．
6）北西憲二：回復の人間学：森田療法による「生きること」の転換．白揚社，東京，

　　　　2012.
7）高口憲章：身体的心理的痛み．三木善彦，真栄城輝明，竹元隆洋編著．心理療法プリマーズ：内観療法．ミネルヴァ書房，京都，2007．
8）日本老年学会，日本老年医学会：高齢者に関する定義検討ワーキンググループ報告書．2017．https://www.jpn-geriat-soc.or.jp/info/topics/pdf/20170410_01_01.pdf
9）新村秀人，北西憲二：うつ病の回復期における休養と行動的介入：森田療法の視点から．精神科治療学，31（9）；1213-1221，2016．
10）立松一徳：外来治療．北西憲二，中村敬編著．心理療法プリマーズ：森田療法．ミネルヴァ書房，京都，p.99-126，2005．

ポジティブ心理的 CBT の視点による精神療法的アプローチ

須賀英道　龍谷大学短期大学部社会福祉学科

I. はじめに

　エビデンス医学が到来して久しくなる。精神科における診断や治療の選択にもエビデンスに裏付けされた根拠が必要とされる時代に突入した。「○○の特徴を示すうつ病には，私の経験では A 薬より B 薬のほうに効果があったので B 薬が勧められる」といった経験論的な発言に対する信憑性は下がり，明確なアウトカムデータの提示に規定される状況になってきたのである。こうした中で，精神科医療の中で経験論の最後の砦と言えるのは，個人アート的側面も持ち得る精神療法的アプローチであろう。それぞれの精神科医がこれまでの長い臨床経験の中で築き上げてきた精神療法の手法であり，各精神科医のパーソナリティにも合致し，そのアウトカムも自覚された手法でもある。

　精神科医の基本姿勢は，メンタル的に困った状況にある患者に対して，解決の糸口に患者自身が気づき前進していくことをサポートすることである。この「メンタル的に困った状況」について，これまでは病（疾患に病んでいること）を治療するという視点にとどまっていた。しかし，最近で

は，疾患を治すことから，メンタル的に困った状況（メンタル不調）を切り開くことへと拡大解釈されるようになり，疾患やメンタル不調に陥らないようにレジリエンス（精神的回復力）の向上によって予防していくといった視点も生まれた。さらに今では，これまでの日常生活を一層向上するような方向性（エンハンスメント）も始まってきている。こうしたシフトの動きは，いわゆるウェルビーイング視点が医療にも加わるようになってきたからと言えよう。

Ⅱ．最近の精神科外来状況

　最近のメンタルクリニックでの外来診療の特徴は，軽症化と多様化である。統合失調症などの内因性精神病が減り[3]，発達障害や不安障害が増えている。うつ病についても，内因性のうつ病はみられず，適応障害が増えている。こうした精神科診断については，これまで高く目立ちやすかった「山」の判定が，軽症化とともになだらかになることで「山」の裾野が広がり，どこまでが山なのか判定しにくくなる状況になっているとも言える。さらに治療については，「山」を低くするといった精神症状の改善よりむしろ，裾野にある諸問題（ここに多様性が生じる）に対処していくことが精神科医に求められるようになっている。このことは薬物療法一辺倒であった精神科医が，精神療法にももっと目を向ける時が来たとも言える。患者にとって，生活環境の中での複雑な人間関係において生じた問題を抱える状況では，抑うつ気分や不安などに対してエビデンスのある適薬であればどんな医師に処方されても状況は改善するということにはならない。そこには患者—診療者の相互関係，すなわち信頼関係の確立から始まるといった精神医療の原点に立ち戻る必要がある。

　信頼関係が必要とされることにはもう1点の流れがある。それは今後の精神医療においてのウェイトが，精神疾患の診断目的からメンタル的に困った状況をいかに切り開いていくかといった対応にシフトしていくこと

である。見立てによって診療が終了するのではなく，見立てから診療が始まり，患者が苦境からの打開策に自ら気づくように共に歩んでいくことである。こうした精神療法的アプローチが，これまで以上に必要とされる現況にあると思う。

III. 精神療法的アプローチ（個人的手法）の紹介

　ここで紹介する精神療法的アプローチはあくまで個人的手法であり，リサーチによる実証結果（エビデンス）はないが，前述したようにその有用性を経験論として紹介する意義はあると思う。それは，自分が特別に優れたアート的診療技法を持っていなくても，この精神療法的アプローチによって相当数の患者に効果を見てきたからである。

　現在私の行っている外来診療は，一般のメンタルクリニック，総合病院の精神科，一般大学に敷設された診療所の3箇所であり，対象患者層や診療時間枠はそれぞれ異なるが，共通する点があり，ここではメンタルクリニックを例に取り上げたい。

　ここでまず重要なことは，自分が診療という業務に当たる際のモチベーションである。セラピストとして診療へのモチベーションをいかに効率よく高め，持続しているかである。一所懸命に取り組む場合と，惰性で行った場合や嫌々取り組んだ場合とでは，結果は大きく異なるであろう。対人関係の中での言葉のやり取りは，互いの主観的心情が反映され，相互の信頼関係やセラピストから口にされる言葉の重さに繋がる。当然のことだが，親身になって聞いてくれていることが患者側に素朴に伝わることが，冷徹に対応されるより効果がある。

　診療枠の中で，こうしたモチベーションを持続的に効率よく高める工夫として，私は次のような枠の組み方を用いている。例えば，外来診療枠が午前9時から13時までとすると，9時台の診療は安定している再診患者に当てることである。この時間帯の患者は状態が安定しているために診療

時間は短く，かなり早いペースで進む。患者側からも「特に困ったことはありません」「変わりありません」「調子よくやっています」など，短いコメントが返されて診療は終わる。3分以内に終わる診療も多い。このように短時間のうちに患者が入れ替わり，速いペースでその日の予約診察が済まされていくと，その達成感からセラピスト側の気分も上がり，次へのモチベーションとなっていく。朝の一番から1人の診察に手間取り，待っている患者が次々に増えていくのを感じると焦りを覚える。さらにそんな中で初診患者も複数来たりすると，「今日はついていない」と嫌気を感じ，患者への対応も義務的になってしまうだろう。セラピストとしての快適な作業環境を作ることが，患者側にも充実した結果が還元されるといえる。

既に数年間もの通院が続き，1〜2ヵ月に1回の通院となっているような患者では，一見するとただ主治医に顔を見せに来ているようにも見える。通院が長くなり主治医と信頼関係ができてくると，大勢の患者に対する一連の外来診察の流れがあり，自分がその1人であることを彼らは自然と自覚している。待合室で大勢の患者が待っている中で，主治医が診察のすべてに30分ずつ時間をかけていたら，全員の診察は1日たっても終わらないことぐらいは了解されている。しかし，安定している患者にとっては，治療者側の事情を汲み取るというよりむしろ，自分の生活の中での診療に対する優先順位が相対的に下がり，早く済ませて日常生活に従事したいという思いがある。こうした短時間の診療枠の中で，安定してきた再診の患者は，自分に割り当てられた時間を有効に使うために，事前に何を話すか，どんな状態で何に困っているのか，何を改善したいのかといった相談内容を既に自分で整理してから来ている。1つの診療枠の中で患者側が話題を規定していることは，CBT（認知行動療法）のアジェンダ（話したいこと）設定や問題整理などと変わらない。患者自らが精神療法の継続を自然と身につけているのである。

こうした安定した再診患者に，私が以前より取り入れているのは，ウェルビーイングについての質問である。「この1ヵ月，どのような楽しいこ

とがありましたか？」といった具体的なよかったことである。安定している長期通院の患者がこのパターンをつかむと，「先月，○○があって楽しかったです」と話し，「それはとてもよかったですね」と相槌を打つことで，満足感のある笑顔でもって再診終了となる。

　ここまで安定した患者に診療の継続は必要なのかということについては，賛否両論あろう。もっと前に終結宣言をすることのほうが有意義という考え方もあるだろう。しかし，個人的には，反復性うつや双極性障害，非定型精神病などのような再燃・再発タイプの場合には，再発予防での心理教育的アプローチとして，十分その効果を実感している。

　診療枠への予約の入れ方は，再診で4人／30分，初診では1人／30分を基本としている。枠の時間帯では，再診の中でもまだ通い始めて間もない患者の場合は10時台後半から入れ，初診では基本として11時以降に組み入れている。これによって，1日の診療数は再診が20〜25人，初診が1〜2人の割合となる。このように診療の作業環境を考慮して取り組むことで，診療は潤滑に進められ，セラピストの患者に対する懇切さが持続される。こうしたセラピストの診療モチベーションを患者側は敏感に察知するのである。初診後の通院回数が少なく，まだ信頼関係ができていない患者にとって，この診療モチベーションを感じることが重要な一過程とも言える。

　次に，うつ病患者での初診，再診での基本的な精神療法的アプローチについて述べたい。

IV．初診

　私の大学病院時代の初診では，研修医や学生に対する教育的視点も入り，初診患者にかける診察時間も1時間以上と長く，患者に対しても生活史，家族関係，既往歴，教育・就労環境などを詳細に聞いた上で，精神科診断を行っていた。診断への労力が9割以上だった感がある。しかし，最近

の私の初診の捉え方は，次回の再診への方向づけとしての意義が大きく，30分で切り上げるのを基本としている。前述したように，診断が全てではなく，状況打開への方向づけの要素が大きくなってきたからである。

　精神科受診の敷居の高かった一昔前までは，初診に来る患者も全く未知な空間の中で，ほぼ全面的な受け身態勢に置かれて，セラピストからどのような言葉が返されるか，大きな不安を抱いていた。「精神疾患なので治療が必要です」といった告知は，患者にとって大きなショックでもあっただろう。しかし，時代は大きく変わり，患者側が既に家族や知人からのアドバイスやネット情報などに基づいて，自分のメンタル状況をおおよそつかんで来るようになった。特にメンタルクリニックに来るうつ病患者では，自分がうつ状態であることをわかっており，その辛い状況の打開策を求めて来院しているのである。

　ここでまず重要となるのは，薬物治療導入が必要であるかの判断であるが，うつ病の診断がなされれば直ちに薬物治療導入になるのではない。うつ病診断の有無よりもむしろ現時点での状態像の把握である。休職中のうつ病患者が，診断的に軽快したからといってすぐに就労できる状況であるとは言えないことに等しい。

　私は，中途覚醒による不眠や食欲不振，全身倦怠感，不安がかなり見られることを抗うつ薬使用の目安にしている。不眠が短期間に悪化している場合は，睡眠薬も積極的に用いるし，強い不安が見られる場合は，抗不安薬も用いる。睡眠や食欲，全身倦怠感，不安感の改善によって現状が少しでもよくなることを感じるのが患者本人にとって大きな前進力となるからである。希死念慮については，二面性があり慎重を要する。かつての内因性うつ病に見られた希死念慮は，悲哀感，自責感，絶望感からの自己存在の否定によって出される歪んだ結論であり，抗うつ薬によるうつ状態の改善（ただし，思考制止，意欲減退の改善による自殺企図は要注意）が期待される。しかし，適応障害によるうつ病の場合の希死念慮では現実逃避的要素が大きく，安易に薬物による改善に頼ると，衝動性に多量服薬となる

ケースも多い。

　初診時点で，こうした不眠，食欲低下，全身倦怠感，不安，希死念慮のさほど強くみられないケースについては，次のパターンで再診への流れに乗せている。そのポイントは患者本人の現状態についての改善意欲の視点である。セラピストからの速やかな結論提示と対処を求める患者もあり，ここでは従来のうつ病診断＆薬物治療導入のほうがその後の治療継続には望ましい。また，診療の場をこれまでの自分の置かれた状況についての不満の吐き出しとして求める患者では，傾聴と共感に終始していくことがうまくいく。

　一方では，早くよくなりたい（例えば，復職や失敗した課題の克服，対人関係の改善）とか，自分の考え方を改善したい（ネガティブ思考の改善）といった目的を持っている患者には，ポジティブ心理的CBTの視点を含めたウェルビーイング手法を初回から導入することも多い。その場合の初回の課題はまず生活表の記載である。

　生活表は，ケースごとに使い分けている。詳細な1日のリズム（起床と就眠，食事時間，活動項目など）の記載から，1日にする課題（短期目標），できたことやよかったことの記録（自己肯定感の認知），ありがとうの記録（感謝）などをケースごとに勧めていく。この場合，患者がどこまで記録するのかという目標の設定も明確にし，生活表記録への過度の負担を意識させない。

　この生活表記録の効果は大きく，再診時の方向づけにも役に立つ。まず，患者自身が自分の現状を客観的に知る（自己評価）の有効なツールであることである。例えば，抑うつ気分と興味・関心低下，意欲減退を主訴に初診となった若い学生では，生活表をつける課題を持つことで，食事・睡眠時間が大きく崩れた生活リズムの不規則性を初めて認知し，再診以降に自ら生活リズムを補正していくモチベーションが生まれる。ここでは必ずしも生活表が記録できることを前提としていない。記録できないほど不規則な生活リズムになっていることを客観評価できることも大きい。最近の学

生では，薬物療法を用いなくても生活リズムの改善によってうつ状態が軽快する場合が多い．

初診時に勧めた生活表記載ができない患者も少なくない．発達障害のAD（注意欠如障害）の要素を含んでいて2次性にうつ状態にある場合や，記録を面倒くさがる元来の性格，不満の吐き出しを求めるタイプ，薬物療法による即対処を求めるタイプなどである．こうしたタイプには，生活表記録の課題施行ができるか否かが，見立てとその後の方向づけにも有用となる．

いずれにせよどの患者に対しても，初診の時点で患者側からの信頼性を得て，1週後に再診するように導いている．見切り発車となる場合もあるが，繰り返すように，診療は初診が全てではない．再診にうまく誘導することに意義がある．そこでの基本姿勢は，患者の抱いてきた辛い状況の語りを傾聴し，その語る気持ちに共感することである．

V．再診

生活史や現病歴など患者からの診療情報を得ることは，初診でほぼ終えるというのではなく，むしろ再診で追加されることが多い．当初は単純なうつ状態として対応していても，再診を重ねるにつれ，患者側が深層に込めた複雑な心境について話し出す．幼少・児童時期における親からの虐待が当てはまるだろう．特に，言語性虐待が多く，ここには親のストレスの吐き出しとして子どもが対象とされ，十分な甘えや自己主張の環境が発育の時期に得られなかったことにもなる．これは愛着の時期を逸することから生じるが，反対に母親からの過剰干渉を受けていてもアイデンティティ確立が遅くなる．幼少時期から常に身の回りの世話に関して据え膳的な対応を母親から受けていると，大学や企業などで独自の判断と行動が強く求められた際に，うまく適応できずうつ状態となる．さらに，最近では，再診後徐々にコミュニケーション力の問題や課題遂行力，注意・集中力の問

題性が表出し，発達障害の要素を含んでいることが見えてくるケースも多い。診断的視点はこのように再診時においても常に意識され，初診当初の治療の方向性が軌道修正されていくのである。

　再診において，さまざまなケースとの対応の中で私が基本としていることがある。それは，「前回に比べてどこがよくなりましたか」と，まずよくなったかどうかを聞くことである。再診では，困っていることを切り口にして始めるより，前回よりどこがよくなっているのかを認知するような肯定的な解釈に目を向けることである。ここがウェルビーイングの手法である。以下にその具体的やり取りを紹介したい。

　「前回に比べて，どこがよくなりましたか」と聞くと，「いや，何もよくなっていません」と言う人がうつ病患者では圧倒的に多いが，「○○は少しよくなりました」と言う人には，「それはよかったですね」とそこをまず褒める。「何も変わりません」「よくなっていません」と返す人には，自己肯定的な視点を誘導するため，「毎日よくないのですか」と聞いていく。そうすると，「いや，毎日ではなくて，いい時もあります」と気づく。必ずよくなった点を1つは導き出せるようにもっていく。初診の時はほとんど毎日悪かったのが，「先週はいい時が1日か2日あった」と言う。「それはよかったじゃないですか」と評価する。そして，セラピスト側だけでなく，自分でも評価できるように，よかった日を記録し，自己肯定的評価のアドバイスをする。

　そこである程度，セラピストの方向性に乗ってくれた患者については，ウェルビーイング手法のいろいろな課題を具体的に提供し進める。その最初が「ありがとう日記」である。誰でもやってくれるわけではなく，最初は否定的に言われることもあるが，うつ病患者の切り口にはかなり有効[4]である。

　「ありがとう日記」は，生活表と同じように，ありがとうという自分の感謝の気持ちを毎日書くことである。特に，漠然とした「ありがとう」ではなく，具体的にどんなことがあって誰に感謝の気持ちが生まれたかを記

載する．さらに可能であれば，「よかったこと」も同時に具体的に書き出してもらう（よかった日記）．こんなことがあってよかったということを毎日書くようにする．こうした自己評価によって，現状に対して肯定的に見られるようなトレーニングができる．この課題に乗ってきた患者には，「できたこと」の記載など次から次に課題が施行され，うつ状態が改善していく．

「ありがとう日記」に最初は抵抗を示している患者でも，ちょっとしたことを契機につけ始めることが多い．ある女性患者はたまたまバスに乗った時に，自分の孫くらいの年齢の男の子に，「おばちゃん，どうぞ」と席を譲ってもらって，思わず「ありがとう」と言ったら爽快感が得られ，「ありがとう日記」をつけるようになったと言う．

こうした感謝の意識については，「ありがとう日記」によってウェルビーイング思考が高められるというエビデンスがポジティブ精神医学で報告[1]されている．こうした「ありがとう日記」からのウェルビーイング課題の推進は，自分の抱えている問題と相対的に持っているウェルビーイングとが逆転し，自分の生活の中で抱えている症状的な辛いことばかりではなく，数は少なくてもよいこともあったという視点が徐々に生まれる．この「ありがとう日記」はうつ病の患者に導入しやすいが，かなり抵抗のある場合にそこからはじめて幼少期の虐待や非常に歪んだ生活環境についての話が出てくることがあり，セラピスト側の軌道修正の気づきにも有用である．

再診時に提供されるウェルビーイング手法による課題は他にもいろいろある．その効果は，精神科診療の中で積極的に試みて経験論的に実感[2]してきたものである．具体的なウェルビーイング手法は次のとおりである．

1）物事をウェルビーイングな視点でとらえること．
2）日々の会話の中に自然な笑顔が生まれ，コミュニケーションの拡大意識が生じること．
3）ありがとう＆よかった日記のワークをつけること．

4）楽しかった具体的なことの想起と，記録から自分のよいところ（強み）に気づくこと。

5）自分の強み活用による生活の中での自己肯定と成長を実感すること。

6）生活の中で一所懸命に打ち込める具体的なことに気づくことと，それを成し遂げた時の達成感の体験からモチベーションの向上と行動変容に気づくこと。

これらの6つのウェルビーイング手法を再診において使用している。この中で自分の強みの気づきや強みの活用による自己肯定は，うつ病患者には苦手であり，他の課題施行によって十分モチベーションが向上してきてから行っている。元来，うつ病では自分を否定的に見る傾向から置かれた状況について自責的になっていく。認知的にも歪んだ形でネガティブな面ばかりを見るというパーソナリティ的な要素が大きい。そうしたうつ病患者では，強みの気づきの課題導入が早期すぎると，抵抗感が強く生じ，セラピストとの信頼関係にも影響が出る。一方，不安障害や発達障害の患者では比較的早期に導入が可能であることは興味深い。いずれにせよ，個々の患者に合った，一番簡単にできるものから紹介していきながら進めていくことでその効果が期待できる。

もう一点，再診において重視しているポイントがある。それはバランスの重要性である。患者の日々の意識の中で，自分の仕事（学業）と自分の楽しみ（趣味など），家族とのコミュニケーションの3つのことに，バランスよく意識分け（エフォート）がなされているかどうかの自己評価である。円グラフで3点の割合を記載してもらっている。1つのことに偏りがあると，そこでのつまずきによって崩れやすい。例えば，仕事を起因にうつ状態となる場合では，エフォートが仕事に偏りすぎ，自分の楽しみ（趣味など），家族とのコミュニケーションへの意識がほとんどみられない。こうしたバランス感覚について，偏りが起きていないかどうかを再診時に確認していくのである。

表1　ウェルビーイング実践プログラム（須賀考案）の
テーマと概要（週1回，7回を1クール）

	実施日	テーマ	概要
#1	1日目	物事をポジティブに見るとは？ウェルビーイング思考	物の見方を従来のPOS（Problem Oriented System）から，WOS（Wellness Oriented System）に変えると，視野が広がり，状況改善，気分向上につながる。
#2	2日目	笑顔が自然に出る会話をする	身近なコミュニケーションの中にポジティブ指向となれる資源が多く，笑顔が自然に出る日常会話を実践する。
#3	3日目	自分の強みに気づく	自分の強みに気づき，具体化された強みを蓄積する。
#4	4日目	一所懸命に夢中になる	自分の一所懸命になれる具体的なことに気づき，蓄積する。
#5	5日目	感謝をする	感謝をすることで気分が向上することを知り，実践する。
#6	5日目	見返りのない親切をする	見返りのない親切によって，気分が向上することを知り，実践する。
#7	6日目	自分の人生目標とは？	生きていることにより行えた具体的事柄に気づき，その蓄積によって生きていてよかったと主観評価できることを知る。
#8	6日目	自分を好きになる	ポジティブ指向によって，自己は成長するものであり，その時点に生きている自分を好きになる。
#9	7日目	人との繋がりをつくる	幸福感は個人に限定されるものではなく，人との繋がり（ネットワーク）が増えることによって拡大することを知る。

VI. 終結

　終結をいつにするかであるが，ケースバイケースであることは言うまでもない。反復性のケースでは，再燃予防への心理教育的意義もあることから本人が強く終結を求めない限り長期にわたる。

　初めてうつ病になって受診した場合には，完全寛解し，自己肯定傾向の発言が生まれ，再燃予防についての具体的対応策が意識されていることを終結の目安にしている。ここまでの改善がみられる期間は6ヵ月以上となることが多い。しかし，本人希望であれば，早期の終結も厭わず，強制

的な受診は求めない。ただし，常に相談としての窓口を残した終結としている。

　一方，個人診療の終結後，私の行っているポジティブセミナー（集団セミナー）への移行を勧める場合もある。もちろん，このセミナーを個人診療と平行している場合も多い。ポジティブセミナーでは，ウェルビーイング実践プログラム（須賀考案）を施行している。このセミナーはリワークプログラムに活用しており，復職への効果についても報告[4]している。

　セミナーで用いられるウェルビーイング実践プログラムの概要を**表1**に示す。セミナーは1回／週，7回を1クールとしているが，リピーターとして続ける人が多く，最近ではうつ状態の改善や再燃予防の次元を超えたエンハンスメント視点での参加者も増えてきている。

文　献

1）Nezlek, J.B., Newman, D.B., Thrash, T.M.: A daily diary study of relationships between feelings of gratitude and well-being. The Journal of Positive Psychiatry, 12; 323-332, 2017.
2）須賀英道：ポジティブサイコロジーとストレスマネジメント．精神療法，42；695-697，2016．
3）須賀英道：統合失調症の減少と軽症化はあるのか．精神医学，59；1019-1027，2017．
4）須賀英道：精神療法においてポジティブサイコロジー手法をどのように用いるか．精神科治療学，32；957-962，2017．

日常診療での認知行動療法

大野　裕　ストレスマネジメントネットワーク　大野研究所

I．はじめに

　認知行動療法は診療報酬の対象となっているが，診療報酬を請求するには面接に30分以上の時間をかける必要があり，忙しい外来のなかでそれだけの時間が取れないという医師も多い。これは日本に限ったことではなく，これまで比較的時間をかけて1人の患者を診ていた米国でも，1人の患者に割ける時間は少なくなっている[5]。
　しかし，限られた時間のなかで，患者のために認知行動療法を何らかの形で活用したいと考えている精神科医は少なくない。それは，認知行動療法が問題解決志向的アプローチであり，精神疾患に苦しむすべての患者に役に立つ要素を含んでいるからである。そこで本稿では，短時間の一般診療のなかで認知行動療法的アプローチを活用するポイントについて紹介することにしたい。

II．初診時

　認知行動療法の導入部で意識することは，安定した治療関係を築きなが

ら患者を理解し，治療導入に向けて共通の理解をもてるようにすることである[2]。また，薬物療法と併用する場合には，その効果を高められるような精神療法的配慮も必要である。これは一般の外来でも同様に求められることである。

1．安定した治療関係の構築

認知行動療法では，ほどよい陽性転移に基礎づけられた治療関係を重視する。このような安定した治療関係が治療の経過に好ましい影響を与えることは様々な研究で明らかになっている。そのことは認知行動療法でも十分認識されていて，専門家として患者の話に耳を傾け，共感し，理解し，協働作業を進めていく治療者の態度が重要視されている[3]。

臨床家は，人としてきちんと患者に向き合って話をする必要がある。それは，患者に人間的な関心を持ち，気持ちを思いやり，専門家として信頼できる態度で接するような態度である。そうした人間的な触れ合いが，治療の効果を上げる大きな力になる。そのためには，否定的な返事をするような質問をしたり，質問ばかり繰り返したりすることは避けることが望ましい[4]。質問は，相手の上に立つことであり，相手の言っていることがわからないというメッセージを伝える可能性があるからである。

患者の言葉に耳を傾け，患者の提案を治療のなかに取り入れる努力をすることも大切である。ときには，ユーモアのある言葉かけをして，その場を和ませたりするようにする。だからといって，患者の希望を一方的にかなえてしまうのは好ましいことではなく，専門家として必要なことは，きちんと患者に伝えるようにする。

認知行動療法では，患者と臨床家と双方向的な協働関係を基盤に，患者と臨床家がストレスに対処する姿勢を重視する。これを可能にするために，臨床家は治療目標を患者と共有するようにする。そのうえで，臨床家は温かく共感的な態度を保ちながら，患者の希望と臨床家の専門的な判断とのバランスを取りながら，その時の患者の状態にあわせて方略（スキル）を

柔軟に使い分けていくようにする。

2．安心できる治療構造の構築

　良好な治療関係を支えるのは治療構造である。それは物理的な治療構造だけでなく，心理的な治療構造でもある。認知行動療法の臨床家は毎回，使える時間をできるだけ有効に使って，患者の気づきを助けていく。そのためには，面接の構造化やペース配分，時間の使い方が大切になる。定型的な認知行動療法では，5分から10分で具体的な現実の問題（アジェンダ）を設定し，20〜30分間アジェンダについて話し合い，残り10分でまとめとフィードバックという枠組みを守って，45〜50分でセッションを終わるようにするが，この「導入・話し合い・まとめ」という構造は，5分，10分の短時間の診察でも意識しておくことが望ましい。

　短時間でも効果的な面接を行うに，臨床家は，患者の理解度や吸収度を判断しながら，アジェンダを取り上げ，その患者にあったスピードで面接を進めていくようにする。診察で話し合う話題を診療の最初の段階で決めておくと，患者が現実的な問題に対処するのを比較的短期間で手助けできることが多い。

3．症例（事例）の概念化・定式化

　Kuykenらは，症例の概念化についてまとめた著書[1]のなかで，ギリシャ神話のなかのプロクルステスのベッドのエピソードを紹介している。プロクルステスは，山のなかで宿屋を経営していた悪者で，宿泊客をベッドに寝かせて，ベッドから脚がはみ出せば脚を切り落としてベッドにあわせ，ベッドの端まで脚が届かなければ脚を引きちぎってベッドにあわせて命を奪ったという。

　この逸話をKuykenらが紹介したのは，私たち臨床家が，ともすれば自分の理論や経験に縛られて，精神症状に苦しむ人を自分の思い込みにあわせようとすることが少なくないからである。私たち臨床家は，無意識のう

ちにプロクルステスになってしまって，ストレス症状に苦しむ人の人となりに目を向けないまま，精神症状や精神疾患としての診断名にこだわったり，精神症状に苦しむ人の不安を顧みないで特定の治療を勧めたりする可能性がある。

精神症状は悩んで相談に来た人の存在の一部でしかない。したがって，症状だけに目を向けて診断したり，治療法を一方的に押しつけたりしても，その人の助けにはならない。ストレス症状や精神症状は，その人の人となりや環境との相互作用を抜きにして語ることはできない。DSM-5が導入部で指摘しているように，患者を理解し治療するためには，いわゆる症状だけでなく，その人の社会的なあり方や人間としての生き方を理解する"みたて"ないしは"症例（事例）の概念化・定式化（case formulation）"が不可欠である。

それと同時に，その人が持っている長所，レジリエンス，そして人間関係など，人間としての強みにも目を向けることを忘れないようにする。患者が直面している問題を解決するためには，患者自身の力を生かすようにすることが不可欠だからである。また，このように精神症状に苦しむ人の力を信頼する治療者の姿勢は，自分は無力だという患者の認知を修正し，自信を取り戻すきっかけになり，自分を信頼して見守る保健・医療スタッフに対する信頼感を高め，それが効果的な治療や支援につながってくる。

この"症例（事例）の概念化・定式化"は認知行動モデルを含んでさらに広い視点から悩みを抱えている人を理解するもので，面接や相談を開始した初期の段階でまとめ，面接が進んで情報が増えて相談者への理解が深まるにつれて改訂していくようにする。保健・医療スタッフは，こうした理解をもとに治療計画を立て，面接を進めるが，そうした理解と方針は患者や支援者にも伝え，一緒に全体の方向性を考えていくようにする。

4．心理教育

治療導入に向けて共通の理解をもてるようにするためにも，治療初期の

心理教育は重要である。それには，信用できる本やネットを紹介して自己学習を促すのもひとつの方法であるが，患者自身の体験を通して理解を助けるようにするとさらに効果が高まる。

その目的で筆者が利用することが多いのは，初診時の不安の背景にある考えである。一般に，初診時，患者は強い不安を抱えているものである。「待合室」をメインテーマにした，地域精神保健福祉機構・コンボの『こころの元気＋』（2018年2月号）は，そうした患者の生の声が掲載されている。

それを読むと，患者は，「一人言をブツブツつぶやいている人がいたり，正気のない様子の人ばかりいたらどうしよう」「これから何が起きるのか」など，強い不安を感じていることが多い。そうした不安の背景には，初めてでよくわからない状況に直面して，危険を過大視したり，自分の力を過小評価したりしている患者の考えがある。

その考えに焦点を当てて，受診前の不安が受診することでどのように変わったかを話し合い，実際に行動してみると思ったほど危険なことは起こらないし，それによって不安が軽くなると気づくことで気持ちが軽くなることがわかると，患者は自分の考えに目を向けるようになる。また，そのような不安を抱えながらも行動できたことを評価することで患者の自己評価が高まる。ちなみに，こうしたアプローチを私が認知行動療法の創始者のアーロン・ベックのビデオから学んだことは，『こころの元気＋』（2018年2月号）のなかで紹介した。

5．薬物療法と認知行動療法

薬物療法は，うつ病治療で中核となるアプローチである。だからといって，薬物療法は万能の治療法ではない。薬物療法に長けた専門家がいろいろと工夫しても，薬物療法だけでは症状が消えないことは広く認識されている。それに，人によっては，さまざまな副作用に苦しむこともある。

それぞれの治療法の特徴や問題を認識した上で，最大限の治療効果が得

られるように工夫する技量が，専門家には求められる。うつ病の病態や原因が解明されていない現状では，治療は総力戦になるべきである。そのためには臨床家が，自分が理解したことを患者に伝えて，力を合わせて治療を進めていくとともに，患者が言葉で表現したことだけでなく，内的現実と呼ばれる言葉にならないこころの動きにまで目を向けるようにすることが大切である。

患者が「この薬を飲むと眠くなるんです」と言ったとき，それは副作用に対する訴えである場合もあれば，薬や医師に対する不信感を副作用を借りて訴えている場合もある。そのときに臨床家が，「わかりました。でも，薬はきちんと飲むことが大事です」と一方的に言ってしまうと，患者は何も言えなくなってしまう。臨床家は「わかりました」と言っているが，患者は何もわかってもらえていないと感じるはずである。

III. 再診時

1. アジェンダの設定

認知行動療法では，前回のセッションで話し合ったことを簡単に要約し，次に，そうした話のなかから，面接の中で取り組む可能性がある問題を相談者と一緒に決める。ここで選んだ問題を，認知行動療法ではアジェンダと呼ぶ。

アジェンダというのは解決しなくてはならない問題を含んだ具体的な出来事であり，このようにアジェンダを決めることによって，相談者が問題に出会ったときの基本的な問題対処法について話し合っていけるようになる。短時間の診療でも，ないしは短時間の診療だからこそ，こうした課題を決めて話し合うと時間を有効に使うことができる。

相談者はいくつもの問題を話し合いたいと考えていて，課題を絞ることに抵抗感を持つことがあるが，いくつもの問題を一度に処理することは難しく，かえって混乱することが多くなる。マルチタスクに比べて，シング

ルタスクのほうがずっと効率がよいことはよく知られている。

　診療時には，そうしたことを簡単に説明し，効果的に問題を解決するためには，問題をひとつひとつ丁寧に解決していくことが大事だということを説明する。また，問題の解決法は共通していることが多いので，ひとつの問題に取り組んで解決のコツをつかむと，他の問題にも応用可能だと説明することもできる。1回の診療で話しきれないときには，引き続き次の回にも話し合うことを提案するようにするとよい。

　アジェンダは，概念化を考慮に入れながら決めていくが，その際，相談者の悩みや生きづらさと密接に関連した考え方の特徴に注目するようにする。これを認知行動療法ではスキーマと呼ぶ。スキーマというと何か難しいことのように思えるが，「自分は何もできないダメ人間だ」「人は信用できない」など，私たち皆がそれぞれに持っている個人的な信念や強い思いである。

　スキーマには，ネガティブなものもあれば，ポジティブなものもあるが，悩みや生きづらさに影響するのは一般にネガティブなスキーマである。そして，私たちは自分固有のスキーマの影響を受けながら生活のなかで起きた出来事を判断していく。その結果，現実的な問題に出会ったときにスキーマに関連した自動思考が瞬間的に浮かんできて，問題解決をあきらめて現実を回避する行動が生まれてくる。

　例えば，「自分は無力だ」というスキーマからは「自分にはどうすることもできない」という自動思考が生まれやすくなるし，「自分は誰からも好かれない」「人間は冷たい存在だ」「世の中は危険なことばかりだ」といったスキーマからは，それぞれ「あの人は私のことを嫌いなんだ」「自分の気持ちなんか誰もわかってくれない」「きっと大変なことになるに違いない」といった自動思考が生まれてきやすくなる。

　認知行動療法的アプローチでは，このように問題解決を妨げている認知や行動に焦点を当てて，それを修正するスキルを選んで，問題解決につながる工夫ができるようなこころの状態を作り出していくようにする。なお，

うつ病を持つ患者の場合には，スキーマの修正まで必要になることは少ないので，そうした考え方の特徴を知って，それを生活のなかで生かせるように手助けしていくようにするのがよい。

 2．スキルの活用

　患者が自分の力で様々な生活上の問題に対処していけるように認知行動療法のスキルを患者が身につけられるように手助けすることも治療上重要である。だからといって，考え方をプラスに切り替えるように指導するということではない。

　認知行動療法は考えに注目しながら治療を進めていくが，それは，そのときの情報処理のプロセスの問題が思考に一番現れるからである。そして，直接変えることのできない感情とは対照的に，思考は意識によって変えることができるし，それによって感情に働きかけることができるからである。考えを切り替えるのは手段であり，目的は悩み苦しんでいる人のこころを軽くすることであり，それは必ずしもプラス思考をすることと同義ではない。

　いわゆる認知の偏りというのは，問題に目を奪われすぎて，現実全体に目を向けられなくなって，情報処理に偏りが出て問題に適切に対処できなくなっている状態である。そうした情報の偏りの最大の原因は情報不足であり，それを修正するためには，決めつけないで情報をバランスよく集めなくてはならない。そのために認知行動療法では「肌を通して体験する」こと，つまり情緒的な気づきを重視する。

　それを可能にする治療者の態度を，認知行動療法では協働的経験主義と呼んで尊重している。これは，悩んでいる人が現実生活の中で経験を通して気づきを深められるように，一緒に問題に取り組むという意味である。治療者がこのような態度で接することで，患者は現実に目を向け，自分なりの工夫を重ね，問題に対応できる力を伸ばしていけるようになる。

　ここで，問題にきちんと目を向けるだけでなく，その先の展望にも目を

向けておくようにもうひとつ意識しておくことも診療に役に立つ。患者は，目の前の問題にとらわれてしまうと，そこに巻き込まれてしまって，それがすべてのように思えていることがほとんどである。そうすると，目の前の問題に上手に対処できたかどうかで一喜一憂してしまって，先に進めなくなる。

　そうしたときに，目の前の問題だけでなく，その後にどのような方向に進もうとしているか，先の展望を視野に入れて問題に対処するようにすると，問題に圧倒されすぎずに自分の力を発揮できるようになる。そうしたことから，認知行動療法では短期的な目標と長期的な目標の両方を意識するようにするが，これも一般診療で役に立つ姿勢である。

　こうした配慮をした上で，認知行動療法のスキルを患者が身につけられるように手助けしていく。その際に，**図1**に示したような流れを意識しておくことが役に立つ。まず，いま現在悩んでいる具体的な問題をアジェンダとして具体的に決めた後，患者の気持ちに共感しながら，相談者がその問題に対処するために行った工夫について尋ね，それがどのような意味があるかについて説明する。例えば，相談者が自分の考えに目を向けて自然に認知再構成法を行っていたときには，そうした対応が自然にできたことを評価しながら，治療的意義についてわかりやすく伝えるようにする。

　その上で，解決しきれていない問題について尋ね，その問題を解決するのを妨げている認知や行動を明らかにして，その認知や行動を修正するのに適したスキルを選んで患者が問題を解決していく手助けをする。そうして相談・対処パートに入っていく。例えば，極端な考えが問題の解決を妨げている場合には認知再構成法を，回避行動のために意欲が低下しているときには行動活性化を，1人で頑張りすぎている場合にはコミュニケーションスキル，解決策がわからずに困っているときには問題解決技法を使うようにしていく。

　この基本的な流れを身につけるためには，メディアミックスを意識して自費制作した拙著『簡易型認知行動療法実践マニュアル』[3]の専用サイト

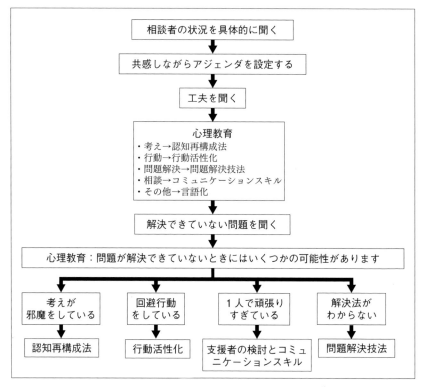

図1 認知行動療法は問題解決志向的アプローチ[3]

のなかの，シミュレーションの面接や自分の面接を打ち込んで自己チェックできるトレーニング用プログラムが役に立つ。

3．ホームワークの活用

　認知行動療法で重要視するのがホームワークである。ホームワークというのは，その面接で話し合ったり学んだりしたことを日常生活に応用したり，気づきを深めたりするためのものである。考え方や受け取り方が変わるのは，肌で感じながら体験を通して，気づきを通してであり，ホームワークはセッションを日常生活の中に拡大するものである。

　一般に患者は，いくら外来でそれらしいことを説明されてもすぐに納得

できないことが多い。そのときに，無理に説得するのではなく，現実の生活のなかで確認してくるように勧める。その意味で，ホームワークは行動計画に基づく行動実験であり，一部に誤用されているような活動記録表や自動思考記録表を用いてドリル練習のようなことをするといったものではない。

こうした視点に立って，一般外来でもホームワークを上手に使えば，認知行動療法に限らず一般外来でも各回の診察がホームワークを通してつながりを持ち，連続性を持ちながら治療面接を進めることができる。従って臨床家は，そうしたホームワークの意味を患者にわかりやすく説明して，その時々で役に立つホームワークを出すようにする。

Ⅳ．終結時

認知行動療法の終結時には，これまでの取り組みの成果を振り返って，患者の気づきや技法が定着するように手助けするとともに，今後起きる可能性がある問題にどのように対処できるか，その可能性について話し合うが，これは一般の臨床でも同じように大切である。つまり，症状再発のきっかけになりそうなことや再発の徴候，そしてそれへの対処法についてあらためて一緒に確認しておくようにする。

今後のことを話し合う際に，通常の気分の変化と病的な気分の変化を区別することを伝えておくことも大事である。うつ病など，苦しい思いを体験した人は，それがトラウマになって，少しの気分の変化でも再発ではないかと怯え，それが引き金になって再発することがある。

そこで，患者には，日常生活のなかで落ち込んだり不安になったりすることは自然なことであり，そのままに受け入れることも大事であると伝える。その一方で，気分の変調が強まって立ち直れなくなるようであれば，いつでも相談に来るように伝える。そうすることで，治療者との別れの不安が和らぐし，問題に直面しても慌てずに対処できる可能性が高くなる。

V. おわりに

本稿では，うつ病の外来治療に認知行動療法のエッセンスを生かすコツについて書いたが，これはうつ病に限らず，精神疾患に苦しむ患者の治療はもちろん，地域や職域での支援でも役に立つ方法だと考えている．

文　献

1) Kuyken, W., Padesky, C.A., Dudley, R.: Collaborative Case Conceptualization: Working Effectively with Clients in Cognitive-Behavioral Therapy. Guilford Press, New York, 2011.（大野裕監訳：認知行動療法におけるレジリエンスと症例の概念化．星和書店，東京，2012.）
2) 大野裕：うつ病の認知療法・認知行動療法：誤解を正す．精神経誌，118 (12)；925-930, 2016.
3) 大野裕，田中克俊：保健，医療，福祉，教育に生かす：簡易型認知行動療法実践マニュアル．ストレスマネジメントネットワーク，東京，2017.
4) Winston, A., Rosenthal, R.N., Pinsker, H.: Learning supportive psychotherapy: An illustrated guide. American Psychiatric Association, Washington, D.C., 2012.（大野裕，堀越勝，中野有美訳：動画で学ぶ支持的精神療法入門．医学書院，東京，2015.）
5) Wright, J.H. et al.: High-yield cognitive-behavior therapy for brief session: An illustrated guide. American Psychiatric Publishing, Washington, D.C., 2010.（大野裕訳：認知行動療法トレーニングブック：短時間の外来診療編．医学書院，東京，2007.）

抑うつ障害群への診療
―― 初診・再診・終結について ――

菊地俊暁　慶應義塾大学医学部精神・神経科学教室

※本論文は『日常診療における精神療法：10分間で何ができるか』（星和書店，2016）に載った内容を再掲載したものです。

 I．はじめに

　本稿は，抑うつ障害群，すなわちうつ病とその類縁疾患の患者が受診した際に，通常の臨床でどのようなことができるか，という観点から論を展開していく。本のタイトルにもなっている「10分間」に象徴されるように，我々日本の医師に与えられた診療時間は多くはない。その限られた時間をどのように活用するか，そこには治療者の経験ないしは学習してきた知識が大きく影響する。私自身は，認知行動療法や薬物療法の臨床的な側面に興味を持ち，多くの指導を受け，臨床の経験を重ねてきた。そのような背景を持った医師が行っている日常診療の工夫，と理解していただければ幸いである。

 II．治療における前提

　日常の外来診療においては，うつ病だけではなく併存疾患や身体疾患を有する多様な患者の診察にあたる。どの患者に対しても普遍的かつ共通したアプローチはあるが，抑うつ障害群が持つ特性を理解して治療にあたる

という特異的な要素も少なくない。特に，抑うつ障害群が呈する症状というのは，気分や行動面，思考や意欲，身体症状など，多岐にわたり，それに伴う社会機能の障害も顕著となる。全てを同時に対応することは困難であり，包括的に観察すべき側面と，個々に対応すべき面とを合わせ持っていることを踏まえて治療に臨まなければならない。

III. 初診

初めて病院を受診するときというのは，精神科に限らずどの科であっても緊張や不安，期待といったさまざまな感情がない交ぜとなっている。いろいろ聞かれて咎められないか，怖い先生ではないだろうか，こんなことで病院に来るなんてと思われないだろうか，といったさまざまな思いである。中でも抑うつ障害群の患者というのは，個々に程度の違いはあれ，どこかで自らを責めたり，自信を失ったり，何かに傷ついたりした状態で受診する。症状によって苦痛を感じ，何かがうまくいっていないという不全感や自責の念を抱いている。あるいは前医で治療がうまくいかなかったために医療への期待を持てず，失望しながらも止むを得ず来ている，という場合もあるだろう。自らの状態を語る気力すらなく医療者の前に現れることも少なくない。

そのような状態で受診する際には，どのような診察であれば安心を得られるだろうか。そういった観点から，以下のようなポイントをいくつか挙げてみた。

1. 患者の心理状態を受け止める肯定的な反応

初診の患者は多かれ少なかれ，新しい医師や医療機関，スタッフなどに不安と期待を抱きながら受診する。自らの意思で来院した場合には，特に変化を求めて受診していると言ってもよいかもしれない。そしてその変化を求めるにあたっては，清水の舞台から飛び降りるほどの決心をしてくる。

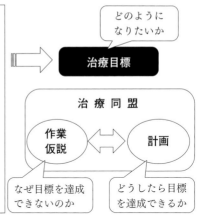

図1　症例の概念化の流れ

今でこそ精神科への受診に対する抵抗感は減ったが，それでも不安を抱えながらの受診であることに変わりはない。

そこで医師が取るべき態度は，「よく思い切ってきたね」という肯定的な受け止めである。例えば，比較的軽症ならば，早い段階で受診したことを評価すべきであるし，また重症ならばこれまで頑張って耐えてきたことを讃える気持ちを持つべきであろう。またそのことをきちんと言葉にして伝えるべきである。不安もあるが，今の自分の状態で来ても構わなかったのだ，という安堵感をまずは与えてあげられるよう取り計らいたい。

2．患者の伝えたい情報を整理・収集する

患者が一息ついたところで，話を進めていくにあたり，まずはごく簡単なセッションの構造を伝える。構造といっても大げさなものではなく，初めてお会いしたので現在困っていることなど具合を聞かせて欲しいこと，話したくないことは無理に話さなくてよいこと，などである。

実際に進めていく上で治療者として持っておくべき心構えは，すでにこの問診を開始した時点から治療が始まっている，ということであろうか。**図1**のように症例を理解する図式を想定しながら整理することで，どこを

解決するのかが見えてくる．特に，現在の症状がどのようにして形作られてきたのか，発症の誘因や，持続させている因子について収集するように考えていく必要があるだろう．

　情報をやや過剰に伝えてくる患者が時にいる．どうしても面談が冗長になり，相手のペースに巻き込まれていくような感覚を覚える．このようなとき，自分自身の工夫を言えば，相手の語ることを紙に書き，それを見せながら話を進める，といったことを行う．電子カルテでも同様ではあるが，それ以外の細かい所見を記載している場合には見せにくいため，あえて用紙への記載にすることが多い．

　情報収集をより治療的な態度で臨む際には，認知行動療法でいうソクラテス的問答（Socratic Questioning），あるいは導かれた発見（Guided Discovery）という手法を意識する．本人は気づいていないかもしれない事柄を，あえて質問することで発見していくという作業である．例えば，職場における上司との人間関係がストレスであった場合，その上司のことを周囲はどう捉えているのか，あるいはそういった話を同僚としているのか，といったことは患者がなかなか語らないが，治療に役立つ情報であり，視野の外に置かれていた事柄に気づくだけでも本人が楽になることがある．

3．診断や治療方法の共有

　情報収集を経て，診断や問題点，治療の目標などが，治療者の頭の中で徐々に定まってくる．しかしよくあるのは，この「治療者の頭の中」で留まってしまうことである．患者の全体像を把握したのであれば，医師としての理解を患者に伝え，齟齬がないかを確認すべきであろう．

　特に，診断を伝える際にはあくまで本人の体験に沿った説明をすべきである．すなわち，「うつ病とは気分が落ち込み，いろいろなものに興味がなくなり……」「身体の症状には……と……があり」といったような通り一遍のものではなく，「あなたがいまおっしゃっていた……というお気持ちは，抑うつ気分といい」，「あなたが持っている頭痛や重だるさといった

ものが出てくると言われています」といった，より患者にとって自分と重ね合わせることができるような伝え方である．当然，既存の資料を使っての説明もあるであろうが，その場合においても「ここの部分があなたでいうと"……"というところですね」と伝えればその人に響く．あくまで患者一人一人に届く情報を伝えなければならない．

また，資材を用いた説明もよいのだが，用いない場合であってもなるべく紙に書いたり，ワープロソフトで作成して印刷したりといったように，あとから手にとって眺めることができるものがよい．というのも，患者は説明を受けたとしても，こちらが思っている以上に記憶には残っていない．うつ病の認知機能障害もあろうし，初めての場所で緊張していたり，一度に多くの情報が入ってきたり，ということも影響しているであろう．また，疾患であると確定したショックも大きい．Bull らの報告によれば，医師は説明したと思っていても，患者側は半数程度の人しか覚えていないという事実もある[1]．初診の段階からミスコミュニケーションを起こしてしまうことは，これからの長い治療の旅の中で大きなハンデとなる．できるだけ適切な情報共有がなされるよう努めなければならない．

4．今後の治療の方向性

上記の問診時に同時に行っていることでもあるが，問題点を整理していく中で，これから共に解決していくべき箇所を明確にする．全てを同時に処理していくことはできないし，また通常の外来で扱うのが妥当ではない場合もある．例えば困っている事柄として，両親との長年の不仲，兄弟間の葛藤，仕事での効率の低下，不眠などが挙がったとする．前二者はこれまでのさまざまな出来事の積み重ねであろうし，すぐにどうにかできるとは考え難い．また，医師が関われることも限られるだろう．まずは目の前にあるより現実的な問題に取り組み，どう解決していくかを一緒に考えていくことを目標とすることが，優先順位としては上になる．認知行動療法ではこのような問題設定を行い，患者と協同的に課題の取捨選択をしてい

く。問題点を絞り込むには，再診の10分間でできることなのか，患者にとっての優先順位は何か，まず解決できそうなことは何か，といった視点で共有をしていくのが望ましいだろう。うつ病の患者は孤独感を深め，周囲からの援助を過小評価していることもあり，助けが得られないと考えていることも少なくない。主治医が寄り添っていく姿勢を見せることは，患者のそのような認識を変化させることにもつながっていく。

　またうつ病の患者は，自らの病気が本当によくなっていくのか，という不安を強く抱いている。確かに初回の抗うつ薬治療で症状寛解まで至る例は1/3からせいぜい2/3くらいまでであるが，それでも我々は「必ずよくなる」と伝える。それが患者にとっての将来的な希望にもなるし，また実際に完全に症状が消失した状態，すなわち「治る」という状態になるまで時間がかかるとしても，症状が和らぐ，すなわち「よくなる」という言葉に嘘はない。少しでも症状が軽度となることを共に目指すことを約束していく。これは同時に自殺のリスクがある患者にも大切であり，短期の目標ないし約束があることを認識してもらうのである。

5．再診へのつなぎ

　診察の終わり頃には，あらかじめ次回以降の枠組みを簡単に伝えておく。初診と違い10分程度の時間であること，次の項で述べるように，症状の確認をしたあとにこちらでできるアドバイスや処方の相談をして，次回の予約を決める，という流れであることなどである。また概ねどの程度の治療頻度や治療期間になるかは伝えておくのがよいであろう。うつ病の程度や再発回数にもよるが，少なくとも中等度以上の重症度で初発の場合，症状がよくなるまでは1～2週間程度の間隔での受診であることや，寛解に至ってから概ね半年は服薬を継続することなどを説明しておく。休養をする場合にも目安が必要となるが，まずは2ヵ月，そしてその都度あらためて考える，といった絶対的なものではないことも併せて伝えておく必要がある。

治療の手段については，そのときの患者の状態に合わせて，場合によってはすぐに決めないこともある。Shared Decision Making（SDM）とも言われるように，こちらから与えた治療や診断の情報だけでなく，さらに情報を集めた上で，患者自らあるいは家族と相談して次の受診までに意見を固めてきてもらう，という方法もある。軽症の場合には薬物療法がよいのか，それとも精神療法が効果的なのか，経過観察が望ましいのか，いまだ定まっていないこともあり，検討してもらう余地は十分にある。

　また，残念ながら主治医の方針に合意してもらえない場合も少なからずあるだろう。症状の程度からは薬物療法が必須と医師が判断したにも関わらず，どうしても東洋医学で治したい，といったようなケースである。そのときには，あくまで発展的な形での「一時的な」終結，とすることがよいだろう。どうしても困った場合には迷わずに来て欲しいといった類のメッセージを残しておく。頼る場所がなくなることほど患者にとって孤独なことはない。紹介をする場合であっても，心の拠り所とできるようにしておきたい。

　次の来院を約束した場合に，ちょっとしたホームワークを課すことがある。例えばうつ病についてインターネットで調べてみる，次の治療までの間で困った出来事などを書いておくようなノートを用意してもらう，あるいは情報不足なところについては情報を補ってきてもらう，などである。あくまで患者の状態に合わせた負担の少ないものでなければならないが，次回までにそれをやってきたということは一つの成功体験であり，医師への持参材料となる。自己効力感を高めることにもなり，また新たな変化を生じさせることができるのでは，といった期待感を持てるかもしれない。

6．患者からのフィードバック

　初診の最後には，今日来てどうだったか，というフィードバックを得ることにしている。これは2つの意味があり，一つは診察に来たことで，来院前に抱いていた不安が和らいでいることを確認してもらうことである。

これはある種の認知や気分の変化であり，行動を起こしたことで気分が変わる，という現象を実感してもらうのである。もう一つの意味は，初診で多くのことを話すため，気分的な動揺が少なからずある。そのため診察を振り返ってもらうことで，会話の内容から少し距離を置いて冷静になってもらうようにするのである。開けた箱の蓋を閉じる，という作業と言い換えてもよいかもしれない。

以上，つらつらと書いたが，初診でもっとも大切なのは，実は「おみやげ」を持って帰ってもらうことではないかと思っている。病気であって自分の怠けではないのだ，治療の方法がわかった，といった診療に関わるものもあれば，よさそうな主治医に会えた，助けてもらえそうだ，事務の人の笑顔に癒された，といったこともあるかもしれない。どのような些細なことであっても，来院して間違いはなかったのだ，という印象を持ってもらうことは今後の治療には欠かせないだろう。

IV. 再診

初診を経た上で，次からはいよいよ再診ということになる。平均的には10分程度の時間が確保されるのが関の山だろう。そこで10分間での再診について考えてみたい。

まず，10分で行うとなると一定の構造を意識しなければならない。認知行動療法におけるセッションの構造は**表1**のようになっている。これを外来に応用すると，次のようになるだろう。

1. チェックイン

まずどのような場合でも前回の来院から今日までどうだったか，変化はあるかを確認する作業を行う。ここを簡略化するために，ベックうつ病評価尺度（BDI）や簡易抑うつ症状尺度（QIDS）などの自記式の評価尺度

表1　認知行動療法における1セッションの構造

0. セッション前に自己記入式評価尺度へ記入
1. チェックイン
2. ホームワークをふりかえる
3. アジェンダ（取り扱う議題）を設定する
4. アジェンダについて話し合う
5. ホームワークを決める
6. セッションをまとめ，フィードバックを求める
　※始めは治療者主導　→　徐々に患者主導に

をつけてもらうことは一つの方法である。客観的な指標でもあり，双方が今の状態を確認することができるという利点がある。ただし情緒的な交流は妨げられるため，これ以降の部分で補う必要はあるだろう。

2．アジェンダの設定

次に，アジェンダを設定してある程度の方向づけをしておくほうがよいだろう。アジェンダとは，話し合うテーマのことであり，認知行動療法のセッションそのものでは必ず患者と話し合いの上で，いくつかある候補の中から取り上げるべき話題を選択していく。だが10分という短い時間の中ではアジェンダの設定にそこまで時間を割くことは難しい。例えば「症状を確認しましょう」や「薬を飲んでどうだったか聞かせてもらってもいいですか」など，ある程度絞ることも必要となる。会話の方向付け，と言い換えてもよいかもしれない。

3．アジェンダに基づいた会話

アジェンダを設定したら，実際それに基づいた面接を行っていく。うつ病患者では，自身の持つ否定的な認知や，不安や悲しみといった気分が支配している様子が会話の端々に認められるだろう。うつ病に代表的な認知の歪みとして，白黒思考や過度の一般化といったものがあるが，そこまで顕著に認められなかったとしても，心理的な視野が狭くなっているのが常

この1週間どうでしたか？	**自覚的な変化はないと返答**
	あまり変わりませんでした……。よくはなっていないと思います。
そうなんですね。昨日はどんなふうに過ごしました？	
	朝はなかなか起きられなくて……。11時ごろ起きて，ご飯食べて，少しだけテレビを見ました。
午後はどうしていました？	
	3時ごろ，友人からメールが来たので返事をしました。最近はほとんど返信できていなかったので，久しぶりに打ちました。
そうですか。ひさしぶりに返信できたのですね。返信してみて気分的にはどうでした？	**行動による気分変化の確認**
	そうですね。メールがすごく心配してくれている内容だったので，返信できてよかったなあと。
よかったですね。少し前は打てないくらい辛かったのだと思いますが，そこは少し変化したのですかね？	**微細な変化の自覚**
	確かにそう言われてみると，多少打とうという気にはなりました。
他にも，テレビを見るというのは，この前受診した時にはされてましたっけ？	
	いや，テレビをつけたことはしばらくなかったですね。
そうでしたよね。テレビを見ている時はどうでした？	**行動による思考の変化**
	真剣に見ていたわけではないのですが，そんなにあれこれ考えてはいなかったかもしれません。
テレビを見る前はどうでした？	
	ちょうど昼前だったので，他の人は仕事しているのになあ，とか自分はこれからどうなるのだろう，とか考えていて……。
するとテレビを見て少しその気持ちは和らいだわけですね。	
	確かにそうですね。何気なくつけたのですが，結果的には多少気分転換になったように思います。
そうなのですね。もし可能だったら，そういった何かをして多少気分が変わった，ということがあったらまた次の時に教えてくれませんか？	**行動による気分の変化**
	わかりました。意識してみます。

本人レベルのホームワーク＝セルフモニタリング

図2　外来で行うやりとりの一例

であり，自らの状態や周囲の援助などに対しても肯定的な側面を見逃している可能性がある。その特徴が見られる一例を**図2**に記載した。

微細な変化，特に改善の兆候があるにもかかわらず，総体としてとらえると芳しくない，というのはよくあることではある。その全体的な気分に巻き込まれず，改善の兆候に気づけるよう促していくのは，短い時間であっても治療者としてできることの一つだろう。この際にもっとも効果的なのは，初診の項にも記載したソクラテス的問答を活用した面談である。来院する前には見えていなかったことを誘導しながら発見してもらう，という作業であり，患者にとっても治療者から押し付けられたのではなく自ら気づいた，という形になって受け入れやすくなる。

内容について話していく際，洞察を深めるような作業をすることは少ない。感情が大きく揺れてしまうことは10分の中でするべきことはないだろうし，10分が過ぎて患者を1人にさせてしまうことは危険である。以前学生時代に，作家であり精神科医でもあるなだいなだ先生から，「藪医者の極意」という話を伺ったことがある。よい藪医者というのは，すぐに他人に紹介するといい，悪い藪医者というのは自分で抱えてどうにかしようとする，と。すなわち，自分のできる技量は少ないが，それをわかっていてそれ以上のことはしない，というほうが良心的であるというのである。"実は藪医者ではないのでは"という思いも抱いたものだが，それはさておき10分間という限られた時間の中で我々ができることは少ないわけであり，あえて感情を揺さぶって患者の具合を悪くする必要性はないだろう。もしそれが必要な患者だと思うならば，別で時間をとって50分間の精神療法をしてもよいだろうし，あるいは他の治療者へ適切な紹介をすべきである。

4．次につながるまとめの作業

10分のうち，残りの2分はまとめの作業になる。次回の約束をし，薬の確認や，可能ならば次回までの小さな目標を設定する。それは「服薬が

アドヒアランス低下の理由	日常で可能な対処方法
*病気ではないという思い 　病識の欠如 　疾病の否認 　自責・自己否定などの偏った認知	疾患教育 受容的姿勢 認知行動療法的アプローチ
*治療への不安 　依存や副作用，治療効果への不安 　家族の捉え方 　医師-患者関係	治療についての心理教育・SDM 家族へのアプローチや教育 良好な関係の構築
*治療継続の負担 　服薬習慣 　服薬のモチベーション 　服薬スケジュール 　周囲の援助 　副作用 　治療コスト	行動的アプローチ・支援ツールの利用 長期予後についての心理教育 処方の整理や簡略化 持続的なキーパーソンとのコンタクト 適切な対処法や処方変更 社会資源の活用

図3　治療アドヒアランスの低下への対応

できたかどうか教えてください」でも，「外出したら教えてください」でもよいだろう。また面談の例にあるように，自らの行動を確認してきてもらう作業でも構わない。

　次につないでいくという意味では，治療のアドヒアランスを意識しておくことは大切であろう。**図3**にアドヒアランスに影響する因子とその対応を記載した。薬に対する抵抗感がある場合には服薬の確認が必須であるし，治療自体の経済的な負担を和らげるような制度の利用も必要となることがある。治療継続する上での障壁を取り除くことは重要である。

　再診は，お互いの理解を深め，関係性が醸成されていく時間でもある。1回1回は上記のように簡素なものであっても，その積み重ねには意味がある。継時的な変化を観察していく中で，一時的な不調や本格的な増悪を認めることも少なくないだろう。その際に間接的な励ましや動機づけを行い，回復までの道程を歩んでいくパートナーとしての役割を，治療者は担

うべきである。

V．終結

　さて，患者が寛解から回復に至り長期に安定した段階では，治療を終結することについて検討すべきであろう。当然，再発を繰り返している人の場合には継続することを強く推奨はするが，しかし患者の意向を無視することはできない。

　終結にあたっては，治療を終えるということそのものを患者と医師の共通の目的として設定する。そして実験的な態度で臨んでいく，ということが可能だろう。例えば，通院の間隔を数週間単位から数ヵ月に伸ばすという方策もある。あるいは薬剤については，最低量まで減量した上でのことではあるが，服薬しない日を作ってみるという自己調整を試みてもらう。これは病状を自らが管理しているという感覚を強め，より治療的ではないかと考えている。

　そして徐々に通院間隔が空き，服薬も行わなくなってきたところで終了することを提案する。患者によっては継続を希望するケースもあるが，その場合には数ヵ月単位での経過観察を数回入れることとする。その上で安定していることを患者自身にも確認してもらい，不安を極力取り除いた上で終結する。

　ただし，治療の終結によって関係性が終わるものではないことは強調しておきたい。うつ病は再発することが少なくない疾患である。そのため，いつまた来ても構わない，というメッセージは伝えておく。そして，むしろ早めの受診，早めの対応が重要であり，「治療が必要かどうかのチェックにくる」という程度の気持ちで受診するようにハードルを下げておく。特に再発の早期警告サインのような自らが気づきやすい兆候を確認しておき，また家族にもあらかじめ伝えておくことを推奨しておく。

VI. おわりに

　限られた短い時間の中で我々が治せる患者は多くはないだろう。しかし，少なくないのもまた事実である。限られた医療資源を広く多くの患者に届けることが現在の日本の医療システムである以上，我々ができる工夫というのは目の前の患者さんに振り分けられる時間を最大限に有効活用する以外にない。その中で本稿が少しでもお役に立てれば幸いである。

文　献

1) Bull, S.A., Hu, X.H., Hunkeler, E.M. et al.: Discontinuation of use and switching of antidepressants: Influence of patient-physician communication. JAMA, 288(11); 1403-1409, 2002.

第11章

日常診療で行う
うつ病に対する行動活性化
―― 初診・再診・終結まで ――

神人 蘭[1], 岡本泰昌[2]

1) 広島大学病院精神科
2) 広島大学大学院医歯薬保健学研究科精神神経医科学

I. はじめに

　行動活性化（Behavioral Activation）は，1970年代にLewinsohnらにより，うつ病になると正の強化を受ける機会が減少するとの考えから，正の強化を受ける機会を増やすように快活動質問票を用いて楽しい活動を増やす行動技法として提案された[8]。その後，行動活性化は認知行動療法の複合的なパッケージの中の行動的技法の一つとして用いられるようになり，Beckらのうつ病に対する認知療法[3]の中で，治療の早い段階で，不合理な信念に立ち向かう際の小さな行動実験として行動活性化が用いられた。これに対し，1996年に行われた認知行動療法の要因分析の結果，行動活性化技法のみでうつ病に対して高い治療効果をもつことが示された[6]。2000年以降に開発された行動活性化では，Fersterが提唱したうつ病になると逃避行動や回避行動が増えることで正の強化を受ける機会が減少し，結果的にうつ症状が維持されるという理論に基づき[4]，主にこの回避行動に注目して，気分によらず自分の生活の中で価値をおく（目標となる）活動を行うことで気分の改善を目指すようにアプローチし，注目を集めてい

る[9]。

　われわれは，まずは正の強化を受けることができるように適応的な行動を増やすよりシンプルな行動活性化をまず行い[8]，奏効しない場合には回避行動を取り扱う行動活性化[1,9]に移行することを推奨している[7,12]。実際にうつ病患者は，課題として計画した活動が成功すると，さらに活動的になり，課題以外にも日常場面で様々な活動に取り組んでいくようになる。すなわち，患者は活性化が役に立つことを学習し，患者の生活の多くの領域に活性化が般化し，活動的な行動への自然な強化が起きる。このシンプルな行動活性化が奏功しない場合にも，まずシンプルな行動活性化を行うことは活動と気分の関係や，快活動を実施することで気分が改善することを体験し，回避行動を代わりとなる行動へと変化させることに役立つ。

　われわれは，これまで，思春期後期の閾値下うつに対する構造化した行動活性化を実践し，その成果を報告してきた[11]。このような構造化された状況に対して，一般の日常診療においては，時間的な問題も含め，様々な制約を受ける。しかしながら，行動活性化は比較的単純な治療構造のため，日常診療においても応用可能である。特に，正の強化を受けることができるように適応的な行動を増やすシンプルな行動活性化は，いくつかのポイントに注意しながら実施することで一般診療には応用しやすい。そこで，本稿では短時間で行ううつ病の精神療法的アプローチとして，比較的シンプルな行動活性化を実施する際のポイントを「初診」「再診」「終結」の順に論じる。

II．初診

　当然のことであるが，初診の時から患者との関係性の構築は始まっている。患者と支持的な関係を結ぶことができなければ，どんな治療であれ，うまくいかないであろうし，初診である程度の関係を結ぶことができなければ，次の診察には来ないだろう。患者といかに支持的な関係づくりがで

きるかが非常に大切になってくる。

　Lambert[2]は，精神療法の効果に占める患者―治療者の関係性の割合を約30％であると示しており，精神療法の個々の技法よりも効果に占める割合は高いとされている。この研究には科学的な根拠がないとの批判もあるが，精神療法を行うにあたって，患者―治療者関係というのはとても重要であるということは言うまでもない。

　ここでいう関係性の要素には共感，受容，励ましなどが含まれる。共感とは，相手と喜怒哀楽を，すなわち感情を共有するということである。患者から情報を収集した時に，「〜ですね」「〜ということですね。それは悲しいですね」などと言い切りの形で患者の言葉を適宜用いながら要約したり，感情を共有する。そうすることで，患者は目の前の医師に共感してもらえたと感じることができる[5]。上述した支持的な関係づくりを意識しながら，初診での診察を進めていく。

1. 診察の前に

　初めての診察の前に，患者には問診票や自記式質問紙へ記入をお願いしている。治療者は，診察前に記入された内容に一通り目を通しておく。また，誰と来院し，待合室での様子や診察室に呼び入れた時の表情や様子なども，診察前に観察できるところをみておく。

2. 病歴聴取

　初診においては，主訴や受診の動機，生活歴，現病歴などを聞いていくが，その際に普段の生活状況についてもできるだけ具体的に聞くようにしている。大まかに就寝時間，起床時間，日中の過ごし方などを聞いておく。病歴聴取の時には，どうしても発病以降のことに注目して聞いてしまいがちだが，発病前の人となりも情報収集しておく。初診だけで聞ききれなかった場合は，その次の診察の時でももちろん構わない。目の前の患者が，どんなことを大事にして（価値を置いて）過ごしていたのだろうか，その

中で，うつ病になってからの行動面での変化についても聞いておいたほうがよいだろう。行動面に注目して話を聞く場合に，行動の内容を聞くだけでなく，その行動をしている時の気分なども聞きながら，診察を進めていくことも大事である。なぜなら，1日の中でも気分は様々に変化しているものであり，そうしたことも患者と一緒に共有できるとよい。

　また，情報収集をする際に，主訴や患者が抱えている問題を具体的に聞くことは大切である。例えば，仕事がうまくいかないと悩んでいる患者の場合，もう少し具体的に聞いてみると，仕事を1人で抱えすぎていることが問題なのか，仕事の内容がわからず，周囲に相談できないことが問題なのか，仕事で失敗したことを契機に目の前の仕事を先延ばしにしてしまっていることが問題なのか，患者によっても様々である。具体的に聴取していくことで，問題が明確になり，共有しやすくなる。その問題に対して，これまで患者自身でどう対処してきたかなどについても聴取しておくと，患者の対処能力なども推し量ることができ，後の治療で役立つことがある。

3．診断，治療方針の確認

　主訴や病歴を一通り聞いたところで，患者から得られた情報を要約し，現時点での診立て，治療方針について説明をし，それに対するフィードバックを得るようにしている。こういったやりとりを通じて，患者の抱えている問題に対して，協働的な関係を結ぶことができる。患者の抱えている問題は一つではない。複数ある場合は，優先順位なども共有する必要がある。時には，患者が優先したい問題と現実的に介入できる問題の順序には違いがあるかもしれない。その場合も，患者の解決していきたい問題にも段階的に介入していくことを伝えた上で，優先順位を検討していく。例えば，復職したいと患者が言っても，昼夜逆転のような生活をしていては，現実的には難しいだろう。その場合には，復職に向けて，まずは生活リズムを整えていくことも大切である。生活リズムを整えていくために，仮に患者が過去の失敗や将来の心配ばかり繰り返し考えこんで，気分がさらに

憂うつになって，一日中横になっているかもしれない。1日の生活状況や，行動と気分の関連といった患者の行動パターンを知るために，活動記録表を導入してみてもよいだろう。ただ，これは課題として一方的に提示するものではない。導入する際には，導入する目的や意義をしっかりと患者と共有することは重要である。また，薬物療法を行う場合には，効果や副作用，その出現時期などについてもあらかじめ丁寧に説明を行う。

4. 診察の終わりに

診察の最後に，患者に言い足りなかったことや質問などがないかのフィードバックを求め，確認する。次回の予約や処方箋を渡して，初回の診察は終了する。

Ⅲ. 再診

再診では，平均10分という時間的な制約もあるため，活動記録表なども基にして話し合うことが重要である。活動記録表を利用することにより，前回受診からの様子を治療者は俯瞰することができる。また心理教育用の配布資料などを予め用意して，その中に患者の体験を当てはめていくような工夫も重要である。認知行動療法では診察の最初に話し合うテーマ（アジェンダ）を設定するが，再診場面の10分という時間の中で扱えることは非常に限られるので，行動活性化を取り入れる場合でも，1回の診察で話し合うことを一つの活動に絞るなどしながら，小分けにして進めていくことも必要である。

行動活性化では，一貫して活動記録表や活動スケジュールが用いられ，面接場面で患者の日常生活での行動を扱うには有用なツールである。行動活性化では，やる気が出てから行動する（Inside-Out）ことではなく，行動してやる気を呼び起こす（Outside-In）ことを重要視し，実際に，実験的に行動を行うことでの内面の変化に気づくことが大切である[9]。このよ

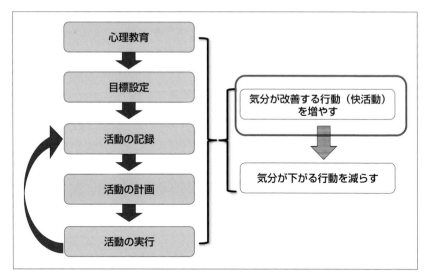

図1　行動活性化の流れ

うに，行動に基づいて面接が進められるが，治療者が患者に行動を処方する形にならないように注意する必要がある。行動の主体は患者自身であり，どの行動が患者にとってよい行動かどうかは，実際にやってみないとわからないため，治療者は患者が行動しやすいように，暖かく誠実で，協働経験主義的な態度で援助していくことが大切である。図1に行動活性化の流れを示すが，活動の記録→活動の計画→活動の実行→活動の記録……というような繰り返しで行っていく。

1．活動記録表の導入

われわれは，日々，様々な活動を行っており，習慣化された活動は自動的で，あまり意識されることはない。活動記録表を用いて，意識されていない行動パターンや何をしている時に喜びを感じ，何をしている時に憂うつな気分になっているのかを共有する。活動記録表から何が問題解決の妨げになっているのか，まず自分のパターンを知ること，その上で介入でき

	火曜日	水曜日	木曜日	金曜日	土曜日	日曜日	月曜日
0時〜							
1時〜							
2時〜							
3時〜							
4時〜							
5時〜							
6時〜							
7時〜							
8時〜							
9時〜							
10時〜							
11時〜							
12時〜							
13時〜							
14時〜							
15時〜							
16時〜							
17時〜							
18時〜							
19時〜							
20時〜							
21時〜							
22時〜							
23時〜							

T:達成感(0-10)
Y:喜び(0-10)

強さ(0-10)
0:全くない
10:かなり強くある

図2　活動記録表

るところはどこかを考えることから始める。活動記録表（**図2**）は，1時間ごとに自分の行動やその行動をしている時の感情（気分）を記録する。感情の強さは0（全くない）〜10（人生で最大の強さ）の範囲で評価する。活動記録表から得られる情報量は多いものの，自分の日々の活動を記録していく作業はなかなか大変でもある。そのため，活動記録表を導入する場合は，それを導入する目的や意義をしっかりと患者と共有し，一般診療では，初回は活動のみを記録するとよい。また，その日の朝から来院するまでの数時間の活動を診察場面で患者に記録してもらう。残りはホームワークとして患者に記載してきてもらっている。この数時間分を診察場面で体験してもらうことは大事であり，残りをホームワークとするにしても，どの程度記録できそうかを患者と一緒に検討できる。その次の回では活動とその活動しているときの感情（気分）も評価するなどの段階的な導入も一

般診療で行う場合の工夫点となる。記録が負担になりそうな場合は，毎日ではなく，生活パターンが異なる場合が多い平日と休日を1日ずつとか，来院前日のみにする等，患者の状態に合わせて行うことも必要になる。一方的に治療者が指示して行うのではなく，患者と協働的に導入する。

2. 快活動の計画

うつ病患者は，楽しみや達成感を感じられ，気分が改善する行動（快活動）の頻度やレパートリーが減っていることが多い。全体の行動量は一定であるため，気分が改善する行動が減った反面，昔の失敗を繰り返し考えるとか，何もせずにぼーっと過ごす等といった気分が下がる行動が増えている。普段の生活で気分が改善する活動を意識的に増やすことで，気分が下がる活動を減らし，抑うつ気分をコントロールしていく。正の強化を受けることができるように適応的な行動を増やす[8]。

活動記録表の中から気分が改善する活動，もしくは過去にやっていた気分が改善する活動で最近行っていないもの，または今までやったことはなくても気分が改善しそうな行動から候補となる活動を患者と協働的にいくつかピックアップする。患者自身が活動記録表や過去にやっていた活動からピックアップできればよいが，難しい場合もある。あらかじめ気分が改善しそうな活動のリストを準備しておいたりして，治療者自身がそういった活動の提案もできるとよい。一般診療では，時間の制約もあるので，そのうちの一つを選び，活動の計画を立てることにしている。計画する活動は時間や準備，金銭的な負担も含めて，取り組みやすいものを選んだり，活動を小さく分けて（スモールステップ）計画することも大切である。

計画する活動を実行するのはホームワークとして行うことになるが，実行可能性を数字で聞くようにしている。患者が「やってみます」と言っていたとしても，実際に実行可能性が20％と答えたのであれば，それは次回の診察の時に実行できていない可能性が高い。実行可能性があまりに低い場合は，その活動をより細かいステップに分けたり，取り組みやすい形

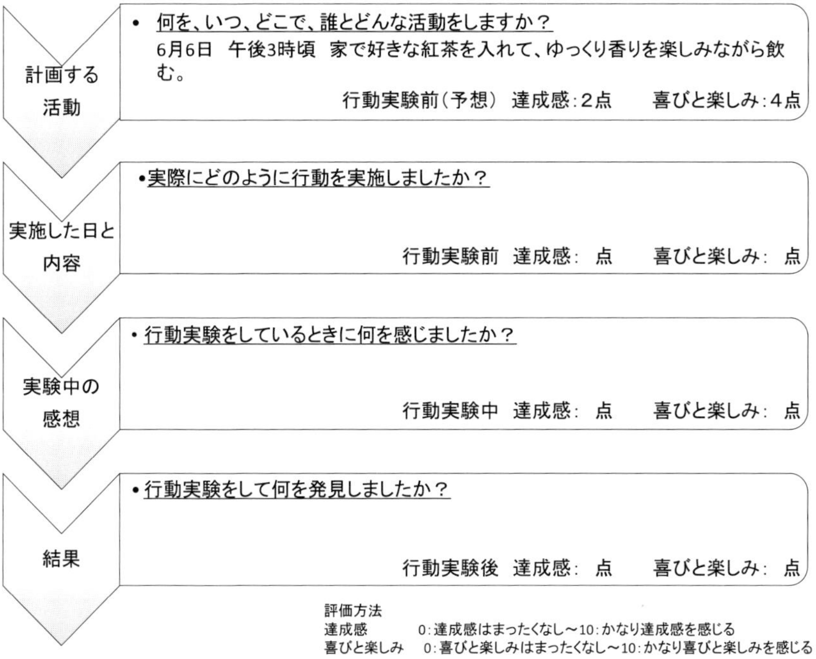

計画する活動
- 何を、いつ、どこで、誰とどんな活動をしますか？
  6月6日　午後3時頃　家で好きな紅茶を入れて、ゆっくり香りを楽しみながら飲む。
  　　　　　　　　　行動実験前（予想）　達成感：2点　　喜びと楽しみ：4点

実施した日と内容
- 実際にどのように行動を実施しましたか？
  　　　　　　　　　行動実験前　達成感：　点　　喜びと楽しみ：　点

実験中の感想
- 行動実験をしているときに何を感じましたか？
  　　　　　　　　　行動実験中　達成感：　点　　喜びと楽しみ：　点

結果
- 行動実験をして何を発見しましたか？
  　　　　　　　　　行動実験後　達成感：　点　　喜びと楽しみ：　点

評価方法
達成感　　　0：達成感はまったくなし～10：かなり達成感を感じる
喜びと楽しみ　0：喜びと楽しみはまったくなし～10：かなり喜びと楽しみを感じる

図3　活動計画表（例）

に変更することもある。また，計画するときには，具体的に計画すればするほど実行しやすくなる。いつ，だれと，どこで，何を，どのくらいの時間等，具体的に設定しておくことも大事である。

　最後に具体的な計画ができたら，予想される楽しみや達成感を評価しておく。この一連の話し合いをする場合に，**図3**に示したような活動計画表のワークシートを事前に準備しておき，診察場面で一緒に作成するようにすることも工夫点の一つである。このワークシートは，計画し，実際にホームワークで行動実験した場合にその状況や感情（気分）の評価，結果や感想を記入できる形になっている。

3. 活動の実行と評価

計画した活動は，実験的な態度で臨むことも大事であり，我々は行動実験と呼ぶことにしている。試みた活動が，その人にとって有用なものかどうかは体験してみないとわからない。ここでは，やる気を試すようなものではなく，実験的にやってみて，その時の気分の変化，行動実験をした後の結果を観察することが重要であることを共有することが非常に重要である。

計画した活動を実際に実行できた場合は，その活動の前後での感情（気分）の変化や活動を実行した結果がどうなるかというところを患者と共有する。事前に予想した以上，もしくは同程度に上向きの感情（気分）の変化が体験できており，その結果も有用であった場合は，その活動を定期的に実施し，定着させていく。一方，計画した活動を実行したが感情（気分）の変化がない場合もある。その場合，予想していたような感情（気分）の変化や結果は得られずとも，行動実験を試みた検討材料が手に入ったのだということをフィードバックし，さらに実行した時の状況を少し詳しく聞くようにしている。この場合，計画した活動に集中できていたかどうかは注意しておく。うつ病患者によく見られるのは，計画した活動中に過去の失敗や心配事を頭の中で常に考えながら実行していることがある。こういった場合，行動の主体は「考えごと」になってしまっている。計画した活動に集中できていない場合は，集中しやすいように，五感を意識しながら行うように教示するなどしている。活動に集中できていても予想したような上向きの感情（気分）の変化が見られない場合もあるが，その場合は，計画した活動を変更するなどを話し合う。行動実験が実行できなかった場合にも，行動実験をしようと試みたが実行には移せなかったという検討材料が手に入ったのだということをフィードバックし，実行を妨げる障害物について，対応策を検討する。障害物には物理的な障害物と心理的な障害物がある。物理的な障害物，例えば，時間やお金がかかる，相手の都合などである。物理的な障害物の場合は，実行可能な具体的な課題に

したり，大がかりな活動はより小さな活動に細分化する。

　一方，心理的な障害物は物理的なものに比べて，少々厄介である。例えば，行動実験をする前に，「こんなことやったって何の意味があるのだろうか」等の考えが浮かんできて，行動実験を実行できない場合などである。計画した活動が患者にとって有用かどうかは実際にやってみないとわからないため，実験的な態度で臨むことの重要性をもう一度共有し，「何の意味があるかわからないから，実験してみよう」「とりあえずやってみて，どうなるかを観察してみよう」等の言葉を自分にかけるなどの対応策を事前に準備しておくことも有用である。

4．診察の終わりに

　診察の最後は，話し合った要点をまとめたり，患者からの質問や感想を伺う時間を1〜2分程度とるようにしている。このやりとりを通じて，患者の理解度や印象に残ったところなどが明確になり，次の診察への繋がりを持たせることができる。

Ⅳ．終結

　うつ病治療の終結において，一般診療の場合は，服薬しなくても寛解状態を維持できているような状態になることが多いであろう。行動活性化を行う場合は，それに加えて自分自身で，日常生活の様々な場面で行動が活性化されているか，回避行動が減少しているかなどの面からも評価をして，治療終結の時期を判断する。治療の終結を検討するころになると，これまでの治療の振り返りを行う。感情（気分）を改善するために取り組んできた活動やそういった活動を意識的に行ったことでの結果を振り返る。治療前の患者と比べての変化や治療目標と比べて自信のついた部分や不安がある部分について一緒に整理しておく。治療を振り返ることにより，治療を終結した後も自分で自分の行動をコントロールしながら，自分の状態を維

持させ，目標に向かってさらに進んでいくための工夫点や注意点が明確になるとともに，その対処を事前に検討できるため，非常に意義がある。また，うつ病の場合は，再発の可能性もあるため，再発のサインなどをこれまでの経過から話し合い，サインが出てきた時には，受診を早めに検討するなどの対処についても共有して，終結するようにしている。

V. おわりに

　一般診療において行動活性化を行う場合，時間の制約のため，心理教育用の資料や活動記録表などのワークシートなどを利用すること，1回の診察で扱う活動や問題を細分化する必要がある。活動記録表から行動を俯瞰し，意識的に気分が改善するような活動を一つ絞り，内面の変化や行動の結果を丁寧に観察する。これらのプロセスを通じて，自分自身で行動をコントロールし，感情（気分）の改善を図っていくことができる。

　本稿では，正の強化を受けることができるように適応的な行動を増やすシンプルな行動活性化を一般診療で応用するポイントについて記述した。ただ，患者によっては奏効しないことがあり，その場合は回避行動や反すうにも焦点を当てる。もちろん，一般診療で応用することも不可能ではないが，回避行動や反すうを特定して，機能分析し，患者の価値に沿った代替行動に置換していく作業は，今回紹介したシンプルな行動活性化に比べるとやや複雑なアプローチとなる。一般診療では回避行動を意識しながらも，まずは正の強化を受けることができるように適応的な行動を増やすアプローチを行い，回避行動に焦点を当てる介入が必要な場合については，構造化した形で行う，もしくは行動の機能分析ができる専門家に紹介するほうがよいと考えている。行動活性化は比較的単純な技法で，時間効率がよいため，時間の制約が大きい一般診療においても，活用することは十分可能である。本稿が行動活性化が広く一般診療で用いられる機会となれば幸いである。

文　献

1) Addis, M., Martell, C.: Overcoming depression one step at a time: The new behavioral activation approach to getting your life back. New Harbinger Publications, Oakland C.A., 2004.（大野裕，岡本泰昌監訳：うつ病を克服するための行動活性化練習帳：認知行動療法の新しい技法．創元社，大阪，2012.）
2) Asay, T.P., Lambert, M.J.: The Empirical Case For The Common Factors in Therapy: Quantitative Findings. In: Hubble, M.A., Duncan, B.L., Miller, S.D.(Eds.). The heart and soul of change: What works in therapy. American Psychological Association, Washington D.C., p.23-55, 1999.
3) Beck, A.T., Rush, A.J., Shaw B.F. et al.: Cognitive Therapy of Depression. Guilford Press, New York, 1979.
4) Ferster, C.B.: A functional analysis of depression. American psychologist, 28(10); 857, 1973.
5) 堀越勝，野村俊明：精神療法の基本：支持から認知行動療法まで．医学書院，東京，2012.
6) Jacobson, N.S., Dobson, K.S., Truax, P.A. et al.: A component analysis of cognitive-behavioral treatment for depression. Journal of Consulting and Clinical Psychology, 64(2); 295-304, 1996.
7) Knater, J.W., Busch, A.M., Rusch, L.C.: Behavioral Activation: The CBT Distinctive Features Series. East Sussex, Routledge, 2009.（大野裕監修，岡本泰昌監訳，西川美樹訳：行動活性化：認知行動療法の新しい潮流．明石書店，東京，2015.）
8) Lewinsohn, P.M., Youngren, M.A., Munoz, R.F., et al.: Control Your Depression. Prentice Hall Press, New Jersey, 1978.（大原健士郎監修，熊野久代訳：うつのセルフコントロール．創元社，大阪，1993.）
9) Martell, C.R., Addis, M.E., Jacobson, N.S.: Depression in Context: Strategies for Guided Action. Guilford Press, New York, 2001.（熊野宏昭，鈴木伸一監訳：うつ病の行動活性化療法：新世代の認知行動療法によるブレイクスルー．日本評論社，東京，2011.）
10) Takagaki, K., Okamoto, Y., Jinnin, R. et al.: Behavioral characteristics of subthreshold depression. Journal of Affective Disorders, 168; 472-475, 2014.
11) Takagaki, K., Okamoto, Y., Jinnin, R. et al.: Behavioral activation for late adolescents with subthreshold depression: A randomized controlled trial. European Child & Adolescent Psychiatry, 25; 1171-1182, 2016.
12) 高垣耕企，岡本泰昌，神人蘭ほか：行動活性化療法．精神科，25(4)；393-397，2014．

第12章

行動療法を活かした短時間のうつ病診療

的場文子　メンタルクリニック Matoba

 I．はじめに

　医学生の頃，明快な講義をなさる山上敏子先生に憧れて，精神科に入局した。幸いにもよい先生方に恵まれ，しっかりと研修を受けることができたが，これは精神科医の出発点として最大の幸運であったと思う。その後，結婚・子育てと，ある程度規制のある中で生活し（職業人＜生活人），一生懸命仕事に打ち込めないジレンマを抱えてきたが，長いこと関わってきたSST（Social Skills Training）を通して精神疾患の予防に関する仕事をしてみたいと思うに至った。それを目標に開業し10年以上たつが，いまだ叶ってはいない。「誰でも参加できるSST」を月に1回細々と一般の人に開放しているだけである。けれども受診する患者に対しては，可能な限り再発予防と「病気になる前より生きやすく」をモットーにして日々の診療に携わっている。

　私は行動療法を生涯の友に選んだ。直接的な助けを提供できるからである。行動療法とは，ただ単に技法を用いることではなく，症状に苦しむその人の思考や感情を含めた行動様式を客観的に理解し，望む方向に変わることができる手段を工夫することによって，その人が生活しやすくなるた

めの専門的な手助けをすることである。症状や検査結果から診断するのではなく，全く別の方向（言うならば行動様式，行動分析）から診断するため，診断名とは別に行動的診断が必要になる[3]。解決を目的とした患者の捉え方をずいぶん学んだと思う。

　行動療法というと，機械的で無味乾燥なものだという印象を抱かれがちであり，行動療法を自らの生業とする精神科医は決して多くはないようだが，患者一人一人と向き合うための視点や関わり方の手段が増え，患者の生活に携わるクリニックの医師にとってはメリットが大きいと感じている。「行動は，意識や意志の結果と見るより，意識も意志も行為もひっくるめた活動」[3]であり，患者を理解し，方策を考える方法として優れている。換言すれば，一人一人の行動分析をした上で，認知を含めて，その人の求めるゴールに向けてオーダーメイドの治療をしていくことである。行動を扱うということは，認知，（狭義の）行動，身体，感情のどこからでも無理をしない形で関われるということでもある。

　今回の課題はうつ病に対する外来での短時間での精神療法である。行動療法の立場からの短時間精神療法とは，行動療法のエッセンスを散りばめた外来心理療法と定義する。

　まずは心理療法として大切だと思っていることを以下に述べる。

- 笑顔で対応，ねぎらいの言葉やここを選んでくれたことへの感謝を忘れない
- 患者本人の考えや価値観，希望に沿って組み立てる
- できているところを見る
- 小さな努力を評価する。極端に言えば，やろうとしたことを評価する（罰よりも，賞賛＝強化のほうが行動変容に有効）
- バランスをとる：一つのやり方・立場が正しいわけではない
- しないのではなく，できないのだと考える
- 患者を取り巻く環境への配慮：可能な限り，患者を取り巻く環境（家族や職場）に働きかけることも重要である。周囲の人の困りごとや心

配事に耳を傾け，共感した上で心理教育を行う。時には，具体的な提案をすることもある。周囲の反応が変わることで，改善したり，再発・再燃を減らしたりすることも可能だと考える。患者・周囲・治療者が共通の目標に向かえる関係性を目指したい

II．初診

　初診時は，まずはよい関係づくりと今後の治療への導入が目標である。待合室まで呼びに行き，笑顔で挨拶する。当院は予約制を取っているので，待たせざるを得なかったことを謝り，それでも当院を選んでくれたことに感謝を示す。丁寧に椅子を勧め，自己紹介をする。問診票を基に困っていることを聴き，現病歴，生活歴，家族歴などを尋ねていく。その際にできるだけ下記のように行動が理解できるような質問を加えていく。

1．行動を理解する：症状・問題行動の捉え方

　行動療法でいうところの「行動」は，感情や考えを含めて行動と捉える立場をとる。行動を扱うためには，行動の成り立ち，周りの反応，それに付随する気持ちなどを明らかにする必要がある（行動分析）。

　「どのような場面で（先行刺激は？），どのように行動するか？」「持続時間は？」「周囲の反応は？」「本人，周囲の感情は？」「反応後の状況は？」「気持ちは？」などと聞いていく。行動を見ていくためには，目をつぶってもビデオを見ているかのように，その光景がありありと浮かんでくるように質問していくことが必要になる（**表1**）。

　初診時には，ある程度行動を分析し（初診時だけでは無理であり，その都度行動分析的に尋ねていく），治療の方向性を決める。この人は何に困っているか，どういう考えをしているか，周囲の反応はどんな風で，治療のリソースになりうるか，どこに焦点を当てれば改善しやすいか，環境か，考え方か，習癖か……などを見極め，どこから手をつけるかを考える。

表1　行動をとらえるための目安（表1，表3はSST普及協会認定講師テキスト［SST普及協会研修委員会内部資料］・著者記載部分より）

（1）行動をとらえる場合には，次のようなことを目安にしましょう。
　　どのような時に，どのような反応をし，どんな結果を引き起こしたか。
　　そのことをその行動をした人がどのように感じて（考えて）いるか。
　　それらを滑らかな流れとして捉える。
　　皆が同じ動画を思い浮かべられるように，ことばで表せること。
　　判断を交えず，行動・その人の認知として理解する。

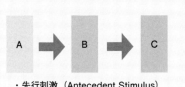

・先行刺激（Antecedent Stimulus）
・行動（Behavior）
・後続刺激（Consequent Stimulus）
＊解釈ではなく，観察できる事実の流れで理解する
＊後続刺激はまた，次の行動の先行刺激となる

（2）『行動とは』
　　・その時々の環境において示される個体の運動，反応，変化
　　・観察できるもの（目に見える，聞こえるなど）
　　・数えられるもの
　　・死人にできない活動
　＊即ち，「〜しない」や受け身，状態は行動とは言わない。
　＊自分で，動いて，変えることができることを対象とする。

　自分で動いて変えることができること（＝行動）を対象とするのであるから，本人が，その行動を変えたいと願っていることについて課題としなくてはなりません。
　「こうなりたい」というのが，誰の希望であるのかをはっきりさせることを常に忘れないようにしましょう。

その都度，その時の問題に対処するようになることも多い。
　うつ病であると思われたら，心理教育をし，今後の治療の流れを伝え，必要に応じて薬物療法への導入，休養などを勧める。薬については，副作用についても，いつ頃どのようなものが出やすいか，及びその対処方法を伝える。効果についても，いつ頃から見られるかを説明する。そうして説

明しておくと,「合わない」と言ってすぐに止めてしまうことを防ぐことができる。うつ病のたとえはいろいろな表現があるが,私は「空気の抜けた自転車のタイヤ」で説明する。「こぐのに大変な労力がいるが,ほとんど前に進めません。今はそういう状態です。無理してこぎ続けると中のチューブがダメになってしまいます。だから,ちょっと立ち止まって空気を入れましょう」といった具合に。また,「人に迷惑をかける」と休養を拒む人もいる。そういう場合,「人に何かをしてあげることも大切ですが,それだけだと支出過多になります。収支を合わせるよう,何かをしてもらうことも大切。人のために何かをすると,自己評価を上げることができます。周りの人にもそのチャンスをあげましょう。今は,負債を負いましょう。負債は回復したらゆっくり返していきましょう」などと説明する。

初診時に目標設定や動機付けにまで進められればよいが,それについては後述する。

Ⅲ. 再診

しばらくは,薬の効きを見ていく。順調に回復するようであれば,そのまま経過を追い,もし何か躓くようなことがあれば,そこで解決に向けて考える。なんらかの解決に向かう時,行動変容のための技法を利用する。

行動療法は,認知のみならず,その人の身体や行動に焦点を当てることができるので,支援の方法が増える。また,認知の面で変化したことを実際の行動として行うことで,頭の中だけでなく,実際に使えるものとして身につく。また,頭で理解できなくても,行動が変わることで変化する場合もある。

1. 目標設定と動機付け

回復のためには,受け身ではなく,自分の意志や努力が必要であることを示す。動機付けがないと,働きかけは一方的なものとなり,効果を発揮

できない。現実的な目標を段階的に定めていくことで，大目標に近づけていく。患者の中には，今すぐ解決を求めていない人たちもいて，動機付けできる時期を待つことが当面の目標になる場合もある。

　1）主体的に治療に関わってもらう：「治療の主役はあなたです」

　行動療法は，ともすれば指示的になりやすいので，その点に一番気を配る。患者の多くは従順（言葉を変えれば依存的）で，自分の考えや気持ちを伝えることが苦手であり，話し合って決めるというより，医師に従おうとする人が少なくない。

　「精神科の治療というのは，治してくれるのを待っているだけではうまくいきません。治療者は，専門的な知識や技術，薬などを駆使して回復に向けて助力しますが，あなた自身の力がとても大切なんですよ」と伝え，自分も治療に関わるのだという姿勢を持ってもらう。

　注意をしていても，患者の考えや感情を可能な限り尊重する態度をもってしても，「嫌なこと，違うと思うことは伝えて欲しい」と最初に約束していても，治療者の期待に沿おうと努力して疲れてしまう患者がいる。日本の社会で，治療者と患者が対等な関係を持つことは難しいのかもしれない。さらに過剰適応しやすい患者に主体的になるよう力づけるのは，さらに難しい。

　2）動機付け

　こちらの申し出を受けて，それをやってみようという気持ちになってもらうためには，それなりの対応が必要になる。

　うつ症状がある場合，さらに新しいことをやってみようという気になれないし，何をやっても変わるはずがないと思い，悲観的にしか考えられないことが多い。ただ単に，「こうしましょう」と指示するだけでは乗ってこないし，たとえ指示を聞いてくれたとしても押し付けになってしまう。ここでも素直な患者になるよりも「無理だ」とか「できない」ということを治療者に告げることができるように力づける必要がある。主体的にやってみようという動機付けが必要であるが，そのための一つは，しっかりコ

表2 動機付けを高める工夫

・それを学ぶことでよい結果が予測できることを示す
・役割交換で体験してみると,抵抗をなくしやすい
・難しすぎない課題(少し頑張ればできそう)
・実行に向けての障壁を低くし,よい結果を出せるように考える
・焦らないこと(後に効果を実感して,意欲を高めることもある)
・できないからやるのではなく,プラスを目指す
・夢に寄り添う(自分で選んだ課題)

ミュニケーションをとって信頼してもらうことである。傾聴し,受容すること,常にポジティブなメッセージを伝え,診察にくることがその人にとっての嬉しい体験になることが基本となる。「先生のところに来るとほっとするんです」「診療所に来ることが楽しみだなんて,おかしいですよね」などと言われると,治療的に働きやすい関係性が作られているのだろうと思われる。

次に,来談する人は皆何かに困っているのだということを忘れないことである。困っていることに共感し,一緒にそれを解決する方法を探っていく。こちらが提示するのではなく,選んでもらう。そのための解決の方法の提示の仕方を工夫する。「こういう方法をとったらどうなりそうですか? うまくいきそうですか? どんなことが妨げになりそうですか?」などと話して効果を考えてもらう。行動療法の方法は,自分にとって効きそうかどうかを患者が判断しやすいのだという(**表2**)。

また,こちらからの見立てを示すことも重要である。けれども,あくまで選ぶのは本人自身。押し付けにならないように気をつける。あくまでも,本人の思いに乗っかることが重要で,本人の「やってみよう」を引き出すことが必須である。そのために,「ソクラテス式問答法」(相手の話を聴き,共感しながら,理解しづらいところ,もっと明らかにしたいところを質問し,それに答えてもらう過程で本人の気づきが得られることを目標にする対話形式)を用いて,本人から答えを出してもらう技術を磨くことは大事

だと思う。

そうした上で，具体的な治療目標を設定する（治療が進むにつれて変化していくこともありうる）。

2．関心の幅を広げるように関わる，できているところに目を向ける

具合が悪いところのみを並べる場合（依存的であることも多い），関心が狭くなっているので，できるだけ視野を広げることを目標に関わる。

「悪いところにばかり注意を向けていると，症状が固定しやすいと言います。できるだけ色々なところを見ていきましょう」と伝えながら，細かく具体的に生活の様子を尋ねていく。例えば，「家事はできますか？」ではなく，「洗濯はできますか？……洗濯機に洗濯物を入れる，洗剤を入れて回す，干す，取り入れる，たたむ，片付ける，のどこまでできますか？」「献立は考えられますか？　買い物はどうしていますか？　料理を作る際に支障はないですか？　後片付けは？」「苦しい時にどのような工夫をしながらやっていますか？」などと尋ねる。細かくみていくことで少しはできていることがみつかる。「それだけ辛い中で，これこれはできているんですね。よくやっていますね」と伝える。

家事を細かく分けて表にし，できたことに○をつけるようにしたら，それだけで「案外できている」と気づいた人もいた。

また，ほかのことに気持ちが向くような試みをさりげなくしていく。「今日は青空が綺麗ですね」「今朝，クリニックの周囲で金木犀の香りがしましたが，今はどうでしたか？」「昨夜は満月でしたね」などと語りかけると，多くの場合は気づいていない。自分の体調や気分にしか注意を向けていない。ハッとする瞬間になればよいと思って，言葉かけをする。

プチ幸せを探すこともある。いつもの質問事項に「最近ちょっとだけでよいので，よかったことは？」と尋ねるようにしていると，「その質問をされるといつも答えられないので，受診の前までに探すようにしています」と言って，「今日は来る時に一度も信号にかかりませんでした」など

と答えてくれる人も出てくる。

　本人が言った言葉を，肯定的に言い換えて返すこともある。「逆に言うと，こういうことでしょうか？」と返す。その人の癖で，「これはなんとかやったけど，ミスが多くてダメだった」などという人には，「ミスが多かったけれども，なんとかできたということですね」と返し，「肯定文で終わるように語順を変えて言ってみませんか？」と提案し，それを次回までの宿題にすることがある。反応のよい人は，「それだけでずいぶん気分が違いました」と次回の診察で報告してくれる。

　さらに不便なこと，一般的に考えたら不都合を被ることの利点を考えていく「ポジティブプラクティス」をやってみる。例えば，「今日1日停電します。何かよいことを探しましょう」というと次のようなことが出てきた。

・家族が一つところに集まる機会
・蝋燭の光がロマンティック
・電気のありがたさがわかる
・おおっぴらに家事がサボれる。しようにもできないから
・周囲が真っ暗なので，星が綺麗に見えるかもしれない
・寝不足だったので早くから眠れるかもしれない
・停電の時，懐中電灯を使って，影で遊んだ経験がある。楽しかった

　こういう話をした後は，気分が多少改善することを経験する（家に帰ればまた元に戻ることが多いが，だんだん上手になってくる）。うつ病の重い状態の時はともかく，いつも何か具合が悪い……とずっと訴え続ける人には，お試しあれ。

3．不安に対処する（不安の対処法）

　強い不安を抱えている患者はたくさんいる。不安障害を抱えているうつ病患者は80％を超えると言われている[1]。不安に対しては，行動療法は多くの治療技法を持っている。

1）不安に拮抗する方法：逆制止（reciprocal inhibition）

　感情と身体は，関連を持っている。不安を制御するのは難しいので，身体のほうを調節し，恐怖や不安を感じていない時の身体の状態に持っていくことによって逆に不安や恐怖を抑えていく方法が逆制止である。身体がリラックスしていて気持ちだけが不安を抱えていることはないので，リラックスした状態を身体に作り出すことによって，不安を制御する。筋弛緩などのように，不安な時とは両立しない状態を作り出したり，不安な時には難しいこと（例えば，大きい声を出したり，ゆっくり話したり，歌ったり）をやろうとすることで，不安に対処する。加えて，「不安は，避けていると徐々に大きくなるので，向かい合って，不安に対処したほうが小さくなる」ということを伝える。筋弛緩（自律訓練法を含む），幸せな出来事や気持ちのよい場面を思い出す，ヨガ呼吸，自己主張，大きい声を出す，ゆっくり話そうとする，ゆっくり動く……など，不安に拮抗する行動を実行してみる。最初は難しいので抗不安薬を処方するが，それと共に練習していくことで対処が可能になる人もいる。

2）思考中断法

　「不安は一生ついてまわるもので，なくそうと思ってもなくならない。なくそうとあがけばあがくほど大きくなる。誰もが不安を抱えているが，それで苦しまないのは不安を不安として置いておくからである。不安は，置いておくとそのうちなくなるものも多い」と伝える。考えて解決がつくものであれば考えることが必要だが，考えてもどうにもならないことをいつまでもぐるぐると考え，他のことに集中できない場合に用いる。

　「ストップと声をかける」「腕に巻いた輪ゴムを弾く」など研修医の頃に習ったが，今は同時に考えられないような方法をとることを勧めている。一生懸命雑巾がけをする，詩や文章の朗読をする，お経をあげる，歌を歌う，音楽に合わせてダンスを踊る，体操する，草取り，お鍋を磨くなど，なんらかの形で体を動かすことを勧める。「部屋を変わる，トイレに行くだけでも有効でした」と報告してくれた人がいた。また，考え始めた時に

置き換えるものを決めておくことも有用であろう。その時に思いつくのは大変なので，楽しかった旅行のことや幸せだった思い出，落ち着く場所を思い出すなど，前もって想像する練習をしておき，本番で実行してみる。その時に，微に入り細に入り思い浮かべるほうが効果的だと伝える。その際，「ハリー・ポッター」で守護霊を出現させる時に一番幸せだった思い出を思い出すことが成功の鍵になった部分[2)]を伝え，よい思い出が自分を守る力になるのだと説明することもある。「好きなもののことを考えるだけでも気分は変わる」(Sound of Music : My favorite things) のである。患者は気持ちの切り替えが下手なことが多く，嫌な考えから抜け出せない（抜け出そうとできない？）のが特徴とも言える。

3）不安に向かい合う方法

　不安は排除しようとか逃げようとすると大きくなるので，対処可能なものであれば対応するための方策を考える。落ち着いて「何が不安なのか」を考え，どうにかなるものであれば，問題解決法を用いて対処法を考える。「『どうしよう……』と思っている時が一番不安。『こういう時にはこうしよう』というのを作っていきましょう」とその時の対処法を一緒に考える。「嫌なことを言われた苦手な人に出会ったら，どうしよう……また，思い出してしまう」という人に「知らん顔をする，無視する，逃げる，睨む，隠れる，挨拶だけする etc」などの選択肢をたくさんあげて，その中から自分にとって実行しやすい方法を考えてもらう。場合によっては，それを治療の場で練習する。

　頭で考えているとなかなか整理がつかない時も，表にして記録することでメリットとデメリットがはっきりし，対処方法が見えてきやすい。ただ，迷う場合，どの方法を採っても必ずデメリットはあるので「一旦決めたら，それがよかったと思うこと。熟考の上で決めたのを忘れないこと。結局どちらを採っても大差はないのだ」と伝える。10分間の外来では一緒に実行するような時間はないので，方法を提示し，「やってみては？」と勧めるに留まることが大半ではあるが，**表3**に問題解決技能のステップを示す。

表3　問題解決技能のステップ（SST初級研修テキストより）

ステップ1	立ち止まって考える
ステップ2	何が問題なのかをはっきりさせる
ステップ3	問題を解決するためにいくつかの解決策を考える
ステップ4	それぞれの解決策について ・解決策は実行可能か？ ・問題を解決できるか？ ・それぞれの解決策の長所は何か？ ・それぞれの解決策の短所は何か？ ・それぞれの解決策の長所は短所に勝るか？ ・自分の気持ちは？　相手の気持ちは？
ステップ5	どの解決策にするかを決めて，実行の計画を立てる
ステップ6	その解決策を実行するために必要な事柄を考える
ステップ7	実行する日にちと時間を決めて，さあ実行

　また，系統的脱感作，強迫性障害で効果ありと推薦される治療法である暴露反応妨害法を行うなど，不安障害の治療に倣う。

　4）湧き出してくる嫌な考えを追い払う

　「辛かったこと，嫌だった体験がどうしても浮かんできて，そのことばかり考えてしまう」という気持ちの切り替えができにくい人たちは結構いる。まず，「ストップ！」と自分自身に声をかけ，思考中断法に準じる。考えている自分自身を俯瞰することも勧める。

　5）別の見方を刺激する（簡易な認知変容をめざす）

　認知再構成のための手がかりを口にすることもある。たとえば，

- 別の人（例えば，尊敬する人，配偶者，友達など）だったらどう考えるでしょうか？
- 他の考え方はありませんか？
- そう考えたら，どんなメリットがありますか？　など

　統合失調症治療の際に用いられるSCIT(Social Cognition and Interaction Training)で示される原因帰属の3種類の様式（Blaming Bill, My fault Mary, Easy Eddie）を提示し，それぞれの人だったら，どう考えるだろう

と想像してもらう（うつ病の人は自責的になりやすいので）。そのうち，「私（治療者）だったら，どう考えると思いますか？」と質問することで，内部に治療者を取り込み，自分で解決することができるようになる可能性を期待する。

認知の修正だけに終わらず，実際の対応ができるようにと，外来診察の中でSSTを行うこともある。頭で理解することと，実際にできることの間には開きがある。わかったと思うだけでは，実際の行動に結びつかない。そのため，必要だと思う人のために，ショートケアでのSSTと集団認知療法を準備している。外来診療だけでは不十分なところを補充してもらっている。

6）バランスをとる

様々な見方をしていくと，状況により立場により，正しいことはひとつではない。私たちの役割は，ひとつに決めない柔軟さを示すことであると思っている。そうなると，バランスをとることが重要なのではないだろうか。エネルギーが足りなくなって，見た目にも苦しそうなのに「頑張らなくては……」と自分を鞭打ち続ける人や「どんなに辛くても学校に行かなくては……」という人には休むことを提供し，動こうとしなくなった人には動く機会を提供する。常に玉乗りをしているかのように進む方向を定めていくことが求められるのではないかと思っている。

また，思考や感情だけに注目を置くことも望ましくない。精神と身体は互いに影響し合っている。たとえ，症状が現時点での一番の関心事だとしても，ほか（身体，興味，幸せな出来事など）が改善すれば症状も改善することはしばしば経験する。そのため，生活習慣を変えたり症状以外の部分に関心を向けたりする作業も重要である。

特にうつ状態を呈する人たちの中には，対人関係のバランスの悪い人が少なからずいる。「相手のために」と粉骨砕身努力するが，自分が助けを求めることを極力避ける。そして，治療の過程で「人に迷惑をかける」と自分を追い込む。

Ⅳ. 終結

　再発でない限り終結はリカバリーであり，本来の自分と違和感がなくなることである。ただ私なりには，「治療の目的は，患者の対処技能を磨くことであり，病気からの単なる回復のみならず，同じようなストレス下で，次は病気にならずに済む方法を身につけることだ」と密かに思っている。「病気になったのは，今までの対処の仕方ではやっていけなかったからであり，せっかく病気になったのだから，病気になる前よりももっと幸せな生活を送れるような技能を身につけましょう」と声に出すこともある。かと言って，何が何でもと治療を引っ張ることはしない。その人が苦労して回復していった経験が，その人の今後の人生に役に立って欲しいと願うのみである。

Ⅴ. おわりに

　行動療法には，ストレスマネジメントや怒りのコントロールなど示唆に富む方法がたくさんある。自分の引き出しを増やして，状況に応じて提供できるよう研鑽を積んでいる。さらに，たくさんの不幸の中で，何を幸せだと感じることができるか，それを見つけることができるか，思い出すことができるか……，その手助けをすることが課せられているとも感じている。

文　　献

1) Gorman, J.M.: Comorbid depression and anxiety spectrum disorders. Depress Anxiety, 4(4); 160-168, 1996-1997.
2) J.K. ローリング：ハリー・ポッターとアズカバンの囚人．静山社，東京，2001．
3) 山上敏子：行動療法．岩崎学術出版，東京，1990．

第13章

発達障害者に生じた "抑うつ" への対応について

米田衆介　明神下診療所

 I．はじめに

　発達障害の外来診療は手間がかかると思われているようだが，慣れてくると必ずしもそうとも言えない。私の外来では，薬を出していない患者が半分ぐらいで，そういう人も含めて再診では平均5分ぐらいで診療をしている。もし長くなっても，面接は15分を超えないことを常に心がけている。もちろん，初診だけはどうしても30分以上かかってしまうが，それは他の疾患でも同じであろうし，やむを得ないことと思う。

　筆者としては，自分は一箇の生活療法の徒であって，精神療法の専門家ではないと考えている。しかし，個人面接については，研修医時代に東大DH（デイ・ホスピタル）の故・宮内勝先生に面接のご指導をいただくという貴重な機会を与えていただいた学恩に少しでも報いたいとの思いもあり，また日頃尊敬する編者の中村敬先生のご指名でもあることから，恐縮ではあるがあえて本稿を執筆させていただくこととした。

　なお，本稿のテーマは「発達障害」であるが，発達障害というのは，もともと非常に広い範囲を指す言葉である。精神症状を伴う染色体異常症候群，小児てんかん，脳性麻痺から，学習障害や発達性協調運動障害までが

発達障害に含まれる。さらに広義には，たとえば境界域知能なども，疾患とは言えないが「発達に障害のある状態」ではある。その全てについて論じる紙幅は許されていないので，ここでは知的に遅れのない自閉スペクトラム症に問題を狭く限ることとさせていただいた。やむを得ないこととはいえ，お許しいただきたい。

Ⅱ．初診

　生活療法であれ，精神療法であれ，ごく普通の精神科臨床において，初診の重要性は言うまでもない。とくに発達障害分野では，まず初診の段階で，幼少時からの発達歴と現在の生活の中で現れてくる認知特性・行動特性を把握することが不可欠である。

　そのことを前提として，通常の精神科外来における日常診療での精神療法的アプローチを考えるとすると，発達障害者に生じた"抑うつ"に関しては，最初から発達障害の診断がなされている場合と，まずは"抑うつ"を訴えて来院して，その後に診察の過程で発達障害が疑われる場合との，2種類の場面を区別して考える必要がある。

　前者の場面では，すでに発達障害としての診断が確定していて，それに引き続いて"抑うつ"が認められたということになる。この場合は，以前に他書で解説したことがある通り，「増動・減動状態」として見立てることによって，対処の仕方がわかりやすくなることがある[9]。

　すなわち，自閉スペクトラム症では，自己モニターの障害ともいうべき特性があり，自分自身の状態について言語的に報告することの困難さがある。このために，主観的な報告だけに頼って診断し治療することが難しい。このタイプの患者では，生活の中で起きていることとして他者が見る現実と，そのことに対する本人の理解のありかたのあいだにズレがある。さらに，自分なりに理解したことと，それを人に伝えようとするときの表出とのあいだにも，常識で考えるのとは違うようなズレが生じる。そこで，患

者本人の主観的訴えだけに頼ることをやめて，このズレをも含めた訴えと現実とからなる出来事の全体像を一挙に把握しようとする態度が必要になる。そのためには，これを抑うつ状態としてよりも，まずは増動・減動状態として把握したほうが有利であろうということである。これは，最初から発達障害とわかっている状況なので，後者の場面とは違う。

　後者の場面は，はじめ"抑うつ"を訴えて来院した患者の中に，実際には発達障害を背景に持つと考えられるケースが混じっていることがあるが，このような場合である。このようなことは，決して稀ではない。厳格な診断基準を用いても，自閉スペクトラム症は人口に対して2％程度の有病率があるといわれているし，自閉スペクトラムを広く取る意見では，偶然によい環境に恵まれて顕在化しない場合を含めて考えれば10％はいるのだという考え方もある[4]。自閉スペクトラム症には，感情障害の合併が多いという意見を考慮に入れないとしても[7]，外来に抑うつを訴えて来院する患者の中には，少なくとも数％から10％程度は発達障害者が含まれていると合理的に推論できる。

　どちらも臨床上重要な状況ではあるが，本稿では紙幅の制約もあり，後者の"抑うつ"を訴えて来院する場面のことを主に念頭に置いて記述していこうと思う。そのように対象を限定すると，このような外来患者は，自閉スペクトラム症のなかでも，知的に遅れがないか，もしあっても軽度から境界域程度で，社会適応度でいえば，学校や職場に表面的には適応できている程度から最近になってようやく不適応が顕在化してきた程度ということになろう。

　さて，"抑うつ"を主訴に来院したあとに，診察の過程で発達障害が疑われるという場面に問題を絞ったとして，ここでもさらにいくつかの場合が考えられる。

　第1に，仮に"抑うつ気分"は認められるとしても，よく眠り，よく食べて，趣味の活動では元気よく行動できるというような，普通の意味での"抑うつ状態"とは言えないような場合である。こうした状態は，新型う

つ病として記載された状態によく似ている[1]。

　第2に，確かに普通の意味で"抑うつ状態"と言えるが，明らかに発達障害に起因する不適応が背景であって，状況から考えて環境条件が変われば急速に状態が改善すると予測されるような場合である。このような場合は，本来のうつ病というよりは，「発達障害を背景として生じた，抑うつを伴う適応障害」と診断して治療したほうが適切だろう。

　第3に，発達障害の人に本当のうつ病や躁うつ病が発病したとしか言いようのない場合がある。このような場合は，通常のうつ病や躁うつ病に準じて，原則としては強力な薬物療法を含めて普通の精神科医が普通に行っているとおりの治療をすることになるだろう。

　第3の場合は，どちらにしても普通の感情障害の場合と同じ治療をするのだから，型どおりに治療を進めながら，その途中でゆっくりと気がつけばそれでよい。したがって，初診で判断が求められるのは，第1と第2の場合である。

　当然ながら，第2の場合に気がつくほうが難しい。この場合，一応は抑うつ状態であるから，そのことが前景に立ってしまい，背景にある生活と認知の特性が覆い隠されやすいからである。正直いって，これに気付くのは経験と勘によるとしか言いようがない。経験によって，ある種の"自閉スペクトラム症臭さ"というようなものが感じ取れるようになれば，それを手掛かりに問診していく。生活の中の何で躓いているのか，そのストレスにどう反応しているのかということに注意を向けて，現在の生活の具体的な様子，子どもの頃はどんな様子だったのか，高校生や大学生の頃に困難はなかったのかなど詳細に問診することで，だんだんと問題点を明らかにすることができる。

　本稿では，抑うつ状態として考えたときに明らかに非典型的であることがよりわかりやすい，第1の場合についてまず考えてみよう。一見，普通に働いている会社員で，身なりもそんなにおかしいところはなく，初見ではそれなりに感情疎通性もあるように見えたとする。会社の様子を聞くと，

普通ならば上司や同僚との感情的で微妙な軋轢などを語ったりするが，それとも違って，どうも自分の視点から見た，それも自分が困っている事実のことしか言わない。当然職場全体としても困っているはずなのだが，そうしたことや，上司や同僚にとって生じているはずの不都合は，こちらから訊ねない限り出てこない。仕事の上のミスが多い場合もある。そのときには，不注意と言っても局所だけ見て全体を見落とすパターンや，同時並行で処理できずに取りこぼすパターンが目立つ。また，条件が少し変わると，臨機応変に応用を利かすということができない。さらに，どう自分で対処しているのか聞いてみると，答えられなかったり，答えたとしても寸づまりというか浅いというか，「聞き逃すからメモを取る」といった最短距離の直接的な対処しか出てこない。どうも，自分の能力の欠けた部分を対象化して見据えることができておらず，どうして困ったことになっているのかが，自分自身ではよく理解できていないようである。

　知識の豊かさや学歴から推測される知能から見て不自然な，どう見ても子どものような考えしか出てこないので，これは変だと思って幼少時の様子を聞くと，集団生活になじんでいなかったとか，友達はいたけど向こうから誘われたときに遊ぶだけで，しかも家で一緒に並んでゲームをするだけの遊び方で，いまも付き合いが続いている人がほとんどいない。興味関心の幅が狭く，世間が興味を持つようなことに関心が薄い。会社でも，一緒に昼食ぐらいは食べるかもしれないが，困っていることを相談できるような同僚がいない。腹を割って深く付き合う，お互いに深く信頼し合うということが，そもそも体験としてよく理解できていないようである。

　本人は「うつ病だと思います」などと言うので，症状を聞けば，寒いので朝起きられないだとか，会社に行こうとすると気持ちが落ち込んで動けなくなるなどと言う。夜は寝ているのかと聞くと，「不眠です」と言う。よくよく聞くと，夜明け前までスマートフォンでSNSをぼーっと見ている，眠いけどついやめられないなどと言っている。あるいは，朝にソーシャルゲームのイベントがあるのでと早朝に起きて，そのあと二度寝して

起きられないなどと言う。古典的なうつ病で見るような、「お天道様・世間様に申し訳ない」というような深刻さではなく、ただただ自分の都合が思ったようにうまくいかずに困っている。

　こういう人の場合は、休職などが認められると、抑制がとれたように元気になって、いろいろと動き始めることがある。しかし、これを本当の軽躁状態と見誤ってはいけない。ほとんどの場合、これらは抑制されていた多動性や、もともとの短絡性が表面化してきたに過ぎないからである。実際に体験を詳しく聞いてみると、本物の躁状態で体験されるような今までにない爽快さなどではなく、最近は仕事のせいで邪魔されていた自分の本来の趣味がやっとできてよかったというようなことを言うことが多い。うれしいにはうれしいが、本当の軽躁状態のあの湧き上がるような生命感情が伴うわけではない。また、休職では一種の疾病利得が生じるので、ニコニコして趣味の活動をしているのに、その一方で、何もできない、頭が痛い、おなかが痛い、気持ちが落ち込むなどと訴え、一見矛盾した病像が時間とともに固定化してくることもある。

　会社での様子をさらにしつこく聞くと、いたって真面目な人なのに、ずいぶん嫌われているようである。同僚には嫌みを言われ、上司には叱責されるが、どうしてなのか本人はぴんときていない。しかし、どうやら指示を文字通りに受け取ってしまい、適当に気を利かせるということが全くできないらしい。言われたこと自体はやろうとするのだが、普通ならその指示に暗黙に含意されている周辺のことを全部見落としている。そのくせ、「ちゃんとやりましたよ」などと、しゃあしゃあとしているので周囲が激怒する。本人は、「僕はちゃんとやっているのに」などと不満そうである。そうやって不満そうな顔を自分がしていることにも気がつかない。しかも、それなりに周囲も我慢しているだろうに、そのことへの感謝や配慮はまずないことが多い。これではかわいそうだが嫌われないほうが不思議である。

　こんな人を見かけたら、とりあえずWAIS（Wechsler Adult Intelligence Scale）などの心理検査をオーダーしなければならない。最近の臨床心理

技術者は自閉スペクトラム症への感度はかなり高くなっているから，発達障害に慣れないうちは，複数の目で見るようにするのがよい．WAISのみで直接的に発達障害の診断をつけることはできないが，少なくとも知的障害を除外できるし，特有のプロフィールの歪みがあれば，ある程度の状況証拠にはなる．また，精神科医はWAISの構造を理解して，どの下位検査課題がどんな精神機能と関係しているのか日頃からよく考えるようにしておくとよい．心理技術者の流派によっては，下位検査の項目をそのような解釈に使うことを嫌がる技術者も稀にいるが，あまり気にせずに医師は神経学的な視点から自力で解釈ができるように自己研鑽することが望ましい．

III．再診

　発達障害は，それ自体としては治らない障害である．それゆえに，発達障害の治療は，治癒させるという意味での治療ではない．それは，常に精神科リハビリテーションとしての治療であり，生活に対する働きかけとしての治療である．
　外来での個人面接は，そのための手段として非常に大きな力を持っている．生活臨床における個人面接の技法は多岐にわたり，ここでその全体像について述べることはできないが，興味のある人は成書を参考にされたい[5,8]．
　ここでは，前節でいくつか場合に分けたうちの第1の場合，つまり普通の意味での抑うつ状態とは言えないような，発達障害者の"抑うつ"の訴えの場合を中心に，再診のやり方について述べてみたい．
　このような状態の背景には，自分自身の状態を自己モニターする能力の障害があると考えられる．したがって，外来診療では，まずこの部分に働きかける．具体的には，1）疲労の自己管理と，2）動機づけの自己管理が重要になる．また，3）問題解決を補助するということが必要になる．

疲労の自己管理を学習するためには，まず自分が疲れているという感覚を把握しなければならないが，そのことが成人になっても獲得できていない場合が珍しくない。「1日働いていると，気持ち悪くなってくる」などと言うことがある。昼飯は食べたのか訊ねると，忙しいので抜いたと言う。そうすると，低血糖状態について説明して，羊羹でもカロリーメイトでも買っておくように指示しなければならない。あるいは，昼はしっかり食べたが，ともかく身体が重いなどと言う。それは疲労というのだと伝えると，"そうかもしれない"などと暢気なことを言っている。また，前の日に声優のコンサートに行って夜まで盛り上がっていたなどと言う。人間は，いくら楽しくても激しく活動すれば疲れるのだということも，言われてはじめて納得する人がいる。ともかく，このぐらいは自明だろうという想定は捨ててかからなくてはならない。自己モニター障害というのは，そういう種類の失認症状だと思って対応する必要があるのだ。

そうやって，疲労とは何かについての共通理解がなんとか確立したら，次にはスローガンを作る。「元気なときも7分目・8分目で抑えておく，どんなに疲れたときでも2割の力で動き続ける」などと言うことが多い。「一度止まってしまうと，また動き出すのにエネルギーがたくさん必要になる。辛いだろうが，調子の悪い日も最少限度は活動し続けよう」などといって，基本的には完全休養は勧めない。記録が好きな人には，生活リズム表をつけてもらう。そういうことが苦手な人には無理強いはしないで，昨日はどうだった，一昨日はどうだったですませる。とくに強迫的な人には，あまり記録をつけさせすぎないほうがよい。誤った焦点づけが生じやすいからである。

動機づけの自己管理は，これよりもさらに難しい。まず，その人が何で動機づけられている人なのか見極める必要がある。古典的な生活臨床では，「イロ・金・メンツ」などというが，自閉スペクトラム症者では，なかなかそこに収まらないこともある。むしろ，こだわりのようなものが生活を支える力になっていて，こだわりが取れたらかえって怠惰になるというこ

ともある。「金」は「金」でも，新しいゲームが欲しいから働くなどということもある。時には人類の役に立ちたいなどと崇高なことを考えている場合もなきにしもあらずだが，それが目の前の具体的人間にまで到達する道のりはあまりにも遠い。

　動機づけというのは，患者にとってわかりやすく簡単に言えば「欲」ということである。その人の欲がわからなければ，動機づけに介入することはできない。しかし，よく聞いてみても，自分には特に欲はないのだという人もいる。まあ，生きているのだから欲がないはずはないのだが，そう言うのならば一応は受け入れて，「欲がないというのはある意味で立派だ」と褒めておく。「しかし，欲が全くないのでは何もできないから，せめてこれこれのことができるだけの欲を出すにはどうしたらいいだろうか。あなたにも何か出せる欲はないだろうか」という話をする。医師に「欲を出せ」と言われると，普段そういうことはあまり言われないので，面白がってくれることもある。

　また，不相応に大きな欲を言う人もいる。一流企業に就職したいとか，大金持ちになりたいとか，世界中の女が振り向くようないい男になりたいとかいう類である。そういうのは言葉だけのことで，大概は言っている本人も本当に意味がわかっているわけではない。それでも仕方なく，それに乗っかって話を進めるときもあれば，勘弁してくれということで，「そんなに大きい望みは自分のような藪医者ではとても叶えてやれない。たいへん申し訳ないが，もう少し小さい欲を出してくれないか」と，別の動機を出してもらう場合もある。

　こうした疲労の自己管理・動機づけの自己管理と並んで，社会的状況の問題解決の補助を行う。基本的には，本人が困ったという出来事について説明してもらって，それを本人が注意して見ていなかった点まで詳しく明細化していき，それに対してこちらが解釈を与えるというやり方をする。たとえば，上司からこうしろと言われたけど，それだとこういう欠点があるから，勝手にこうやったら怒られたなどと言う。これに対して医師のほ

うでは，そのときの上司の様子，指示の内容の詳細などを，質問を工夫して聞き出すことで明らかにしていく。そのあと，それに対して，「なるほどその局所の合理性はあったにしても，組織全体としてどうなるのか」という具体的な話をすることもある。この場合は，十分詳細に状況を聞き出した上で，微に入り細を穿って理路整然と自信に満ちた態度で状況を解釈して伝えることが大切である。

　しかし，そこまで読めない場合，あるいは，どうもそこまでの複雑な理解を求めるのは無理だろうと判断した場合には，そうは言わないで，「まあ不条理だと思うかもしれませんが，つねに上司の指示に従うのがサラリーマンの美学だということになっているんだそうです」などとショートカットして説明することもある。これは，ハンス・アスペルガー自身が指摘したように「個人を超えた客観的法則として伝える」という技術である[2]。

　それも通じないと見た相手には，「なにどうせ上司は馬鹿野郎だから，結果としてうまくいかなくてもザマアミロではないか，上司の言うとおりにやって結果として失敗したとしても君の責任ではない。たとえ結果がうまくいかなくても，結局は指示に従ったほうが君の評価が上がって得なんだよ」などと損得にまで落として説得する。あまりに下世話で恐縮だが，これが一番効くのは確かである。なぜかというと，このタイプの人たちは，自分から見た出来事についての視点を，他者の座標に変換するということができない。このために，私たち面接者自身の意図と，世間一般の規範的要求についての言及との区別すら難しいからである。そこで，本人から見た，本人中心の環世界の言葉で話してみると，やっと話が通じるのである。

　このように，相手の器を見て話の持って行き方を変えるのがコツである。あくまでも，相手から見た世界に合わせて，こちらの介入方法を変えていく。相手は自分からはこちらの世界にチャンネルを合わせられないのだから，こちらがチャンネルをうまく合わせる。あるいは相手のチャンネル変更をうまく誘い出す。このような介入を相手と状況に応じて臨機応変に行

うには，解決志向アプローチ[3]や，あるいは行動療法における強化の原理[6]について理解しておくことが助けになるだろう。

　こうやって，問題解決によって現実適応を促進するなかで，洞察めいた新しい視点が生まれてくることもあれば，そうでないこともある。なによりも，真剣に人に相談するという態度が生まれる。そうなれば，診察それ自体が社会との小さな交わりのひとつとして治療的に働くようになる。その経過で，人生とは何だろうというような高度な悩みが出てくることもあれば，逆にそういう現実離れした悩みから遠くなって現実的な大人になっていくこともある。しかし，大体において，そうめざましい進歩はない。とはいえ，そうした本人にしてみれば真剣な人生の小さな一歩を，たとえそれが概念的に言えば見飽きたはずのありふれた一歩だったとしても，体験としてはあたかも初めて見るかのような新鮮な驚きをもって共有できているうちは，精神科医もまだ現役を続行できるのだろう。

　この他にも，生活リズムの自己管理や身体的な自己管理など，いろいろな技術があるのだが，紙幅の関係もあり他の機会に譲ることとしたい。

IV. 終結

　筆者の外来では，主治医から外来診療の終結を切り出すことは滅多にない。発達障害者は，ある意味ドライであることが多く，自分の用事が済んだら何も言わずに自然と来なくなる。そして，2～3年も経って，時には10年も経って，何事もなかったかのように「お久しぶりです」と，先週の面接の続きでもあるかのように外来に現れることも珍しくない。

　おそらく，折り目正しく格調の高い精神療法であれば，始まりと終わりをはっきりさせるべきなのかもしれない。しかし，発達障害という一生涯にわたって治癒することのない疾患を対象とした生活療法的なリハビリテーションにおいては，仮に一つのゴールが達成されても，かならず次のゴールが現れてくる。そういう意味で，私たちの生活にも最終ゴールとい

うものが(年老いて死ぬという終着点を別にすれば)決して存在しないのと同じように,発達障害の治療にも終わりはない。

　精神科医が,発達障害の診療をすることに対して戸惑いを感じるのは,思うにこの終わりのなさなのではないだろうか。もちろん,統合失調症治療にも終わりはなく,その意味で何も変わりはないはずなのだが,不思議と心持ちが違うものである。知的に遅れのない発達障害の治療をある程度の期間にわたって真剣にやったことのある精神科医だったら誰でも,発達障害の生活を支えていく臨床というものが,笊で水を汲み,あるいは雪で井戸を埋めようとするような作業であることを知っていると思う。だからといって,発達障害は個性であって疾患ではないとか,治療できないなどと考えるのは間違っている。いくらでも降ってくるからと落ち葉掃きをせず,そのうち溶けるに決まっているからと雪掻きをしないのは,ただ単に怠惰であるということに過ぎない。ともかくも外来に来てくれる以上は,その患者の生活を少しでもよくするために,その生活に少しでも灯りがともるようにするために,たとえ1回に10分ずつでも努力を続けていくことが精神科医に求められている。

V. おわりに

　発達障害は個性であるとか,自閉スペクトラム症は才能であるというような言説がメディアを中心に散見されるが,医学的には単純に言って誤りである。当事者を励ますために家族や一般市民がそのような言説を受け入れることにはやむを得ない面があるが,われわれは医師として冷静に疾患を見つめなければならない。

　すなわち,自閉スペクトラム症を単なる個性のように甘く考える過ちと,本質障害が治癒不可能だからといって社会的機能の改善まで絶望してしまうという誤りの,その両方を避けて進まなければならないのである。そのためには,社会と繋がることができないという障害に向き合いながら,な

お社会との小さな交わりを生成し維持していくという実践が求められている。そのことこそが，自閉スペクトラム症の治療とは，すなわち精神科リハビリテーションそのものであるということの意味である。このことを述べたいがために，あえて卑近な記述を試みたが，このような泥臭さを嫌うことなく，ぜひ多くの先生方に発達障害への生活療法に興味を持っていただき，さらに日常診療の中で実践していただけることを願っている。

文　献

1）阿部隆明：新型うつ病と発達障害．最新精神医学，22(3)；227-233，2017．
2）Asperger, H.：第2章：子供の『自閉的精神病質』．Frith, U. 編．自閉症とアスペルガー症候群．東京書籍，東京，1996．
3）Bliss, E.V.：アスペルガー症候群への解決志向アプローチ：利用者の自己決定を援助する．誠信書房，東京，2010．
4）本田秀夫：自閉症スペクトラム：10人に1人が抱える「生きづらさ」の正体．SB新書，東京，2013．
5）宮内勝：分裂病と個人面接：生活臨床の新しい展開．金剛出版，東京，1996．
6）Pryor, K.：うまくやるための強化の原理：飼いネコから配偶者まで．二瓶社，東京，1998．
7）Skokauskas, N., Frodl, T.: Overlap between autism spectrum disorder and bipolar affective disorder. Psychopathology, 48(4); 209-216, 2015.
8）臺弘：分裂病の生活臨床．創造出版，東京，2004．
9）米田衆介：II 気分障害：D 気分障害を合併する病態1：発達障害．原田誠一，髙木俊介，神山昭男編．メンタルクリニックでの主要な精神疾患への対応(3)：統合失調症，気分障害．中山書店，東京，p.289-294，2016．

第14章

発達障害に対する精神療法

平田亮人，岡島由佳，岩波 明　昭和大学医学部精神医学講座

■ はじめに

　成人の発達障害がマスメディア等を介して世間的に認知されるようになって久しい。我々の日常臨床の場でも，遷延する抑うつ状態を呈する患者や非典型的な経過を辿るうつ病患者などにおいて，二次的な抑うつ症状の基にある生来からの発達障害が気づかれるケースが増えてきた。

　発達障害を持つ患者では，うつ病や不安障害等の二次障害の合併が非常に多いことが知られている。今回のテーマである発達障害と気分障害との合併に関して言えば，対象や年齢，方法の違いなどから報告は様々であるが，自閉症スペクトラム障害（ASD）に気分障害が併存する割合は 10 〜 60％と報告されている。一方で，注意欠如多動性障害（ADHD）に関しても米国における大規模な調査では，ADHD の約 20％にうつ病が併存するという報告[3]がなされている。本稿においては，発達障害を有するうつ病患者の精神療法に関して，「自閉症スペクトラム障害（ASD）」と「注意欠如多動性障害（ADHD）」にそれぞれ項を分けて述べる。

自閉症スペクトラム障害（ASD）

Ⅰ．初診の前に

　ASDは対人関係における相互的な関係とコミュニケーションの質的障害，および限局され常同的な関心や行動と反復を中心的特徴とする。こうした症状を診る際に，実臨床の中ではASDとADHDの症状はしばしば類似していることがある点に注意を要する。両者の鑑別の際には特定の対象に対する強いこだわりである「常同性，強迫性」がASDに特徴的にみられることが重要なポイントとして考えられる。

　これらの特性は診察の場面においても，主にコミュニケーションの理解の問題や表出の問題として影響を及ぼし，時にASD特性により症状がマスクされるケースもある。また，患者の多くはセルフモニタリングを苦手としているため，周囲の環境がどう自分に影響しているかを自覚できないことが多いので，治療者側から患者の状況を汲み取りにいく工夫が必要である。

Ⅱ．初診

　ASD患者が抑うつ状態を主訴に我々のもとを受診する際，発達障害を疑うサインとなりうる情報が当初から患者側からの訴えとしてあることは少ない。当初は通常のうつ病患者の治療と同様に治療される経過の中で，症状の非典型さや治療経過の思わしくない様子から治療者側が抑うつ症状の基にある発達障害を疑うタイミングが訪れることが多い。

　初診時には，まずは今回の受診に至った経緯に注目する。生来からの発

達特性を有する患者が"なぜ，いまこのタイミングで受診したか"に注目して問診を進める。患者の多くは何らかの不適応の契機となる職場や家庭の中での環境変化がきっかけになり，抑うつ状態を呈している。例えば学生時代までは決められた課題や試験をこなすことで優等生と評価されていた患者が就職や異動での仕事の質的な変化を契機に不適応を来たすことが多い。

　患者がどんな仕事をしているのか，接客業や営業職ではないか，業務の内容はルーチンの作業が多いか，突発的な出来事の多い業務ではないか等を聴取する。この際，ASD 患者の多くは自身の"苦手"な側面に関して無自覚であることが多い。また，発達障害の当事者がつまずくポイントは，定型発達の患者の場合とは違った，その発達特性から起因するあまり一般的とはいえない部分である可能性も高い。

　例えば，電話対応を苦手とする発達障害の当事者は多い。ASD 患者は多くの情報の中から自分に必要な情報を取り出す"選択的注意"が難しく，特に聴覚からの情報収集が不得手であるためである。また，作業の同時進行が不得手で，例えば電話を受けながらメモを取るといった複数の情報を同時に処理する作業に不向きである。感覚の過敏さから騒音等の環境下に不適応を来たし得るし，周囲との柔軟なコミュニケーションを求められる管理職，営業職等の職種には向かない。

　一方で，うつ病の抑うつ状態に至るプロセスを聞くと，通常は傾聴する側にその間の葛藤に対して了解可能な流れを感じさせ，自然と共感をもたらすことが多いが，発達障害の場合にはそうした情緒的な共感ができる部分が比較的乏しい。しばしば ASD 患者の思考過程は，聴く側に独特の深みのなさを感じさせ，一方的な思い込みをベースとして自責感がなく他罰的であることが多い。また，自身の状態によって「周囲に迷惑をかけている」感覚が乏しく，従来のメランコリー親和型のうつ病とはその点において大きく異なる印象を抱かせる。

III. 再診

　ASDでは二次的なうつ病の治療は可能だが，患者の生来からのASD特性そのものを変えることは困難である。抑うつ症状の治療と並行して，環境調整を主に行うことが必要である。ASD患者の支援の原則はASDの認知特性に合わせた周囲の環境を作ることである。例えば，先のような作業の同時進行が不得手な社会人を例にとれば，本人の苦手とする仕事の内容を詳細に聴取し，同意を得た上で職場にフィードバックし，職場内での配慮や配置転換を含めた環境調整を検討することもある。

　初診の時点で必ずしも家族の同伴が望めないケースも多いが，発達障害を疑った時点で可能な限り家族同伴で受診してもらう。幼少期からの本人の生育歴，友人関係を確認する等の情報から縦断的な判断を行うとともに，日常生活場面での本人の広汎な障害とそれに対する本人と家族の様子や対応を聴取し，長年に培われた家族内での相互の人間関係を明らかにする。

　また，通知表の教師からのコメントでは"マイペース""周囲と協調して作業を行えない""好きなことはするが，嫌いなことは全くしない""好きなことに没頭している"等が幼少期や学童期のASD患者に特徴的である。一方で，近年の教育現場では通知表にネガティブな面が強調された記載がされづらくなっている実情もある。一昔前と異なり近年では婉曲な表現，例えば"一学期と比べて周りと仲良くできるようになった"等で書かれている傾向にあることが発達障害全般に言える。それらを見逃さないように心がける必要がある。

　また，ASDの場合，幼少期からの育てづらさを母親が自覚していることが多く，また学童期以降に似たような対人関係場面でのトラブルに巻き込まれることが多い。その際に，どういったことがあったか，どのように対処し解決したか，本人の様子はどうであったか等を聴取し，本人の認知行動様式を知ることは大いに参考になる。

　また，コミュニケーションの障害を持つASD患者の診察を行う上で，

患者は自身の不調を言語化することがしばしば困難である。その際，彼らの非言語的なサイン（顔色，服装，身だしなみ，持ち物等）を見落とさないように心がけることが肝要であるが，こうした変化は長年一緒に生活した家族が把握していることもある。このように家族からの聴取を行うことで，発育発達歴や生育歴の中での患者の生来からの一貫した発達特性を確認するとともに，それに伴う本人や家族を含めた周囲の対応の様子を客観的に評価する。

　薬物治療や環境調整により抑うつ症状が改善した頃合いを見計らって，心理検査を施行する。心理検査は自閉症スペクトラム指数（AQ）のような自己記入式の質問票だけではなく，広汎性発達障害日本自閉症協会評定尺度（PARS），あるいはその改訂版（PARS-TR）や，ADI-R（自閉症診断面接），ADOS（半構造化観察検査）などの面接を用いた評価尺度の施行が望まれる。知的機能検査はWAIS（ウェクスラー式知能検査）が広く使用されるが，ASDでは言語性IQ（VIQ）が動作性IQ（PIQ）よりも高く，群指数では言語理解（VC）が高い傾向がある。心理検査の結果はASDの診断を確定，あるいは除外するものではない。

　患者の抑うつ症状が改善し，心理検査を終えた時点で診断およびその特性の説明を行う。患者にとっては，障害の特性ひいては自身の生涯にわたる生きづらさの原因が解ることで，安心感が得られると共に，自身の今後の人生に本人なりの特性の受け入れと理解に伴う肯定的なフィードバックが得られることが診断告知の上での意義で有り得る。しかし一方で，疾病や障害の診断はネガティブな徴候を見つけ出す作業であり，必然的に診断基準はネガティブなものの集合となる。本人の自己評価を下げるだけのむやみな診断告知となることを避け，本人の持つ「強み」の部分に注目したポジティブな意味付けのある告知とすることが求められる。

　ASDの特徴として，全体を把握することの不得手さや特定の領域に関しての探求から，しばしば「木を見て森を見ず」と例えられる。この特徴は，裏を返せば緻密で根気強さを求められる作業に向いており，特定の分

野での情報収集に際して ASD のこだわりは律儀とも言える几帳面さを発揮するという強みを伝えていく。

　ASD 患者のうつ病の治療経過は通常の場合とは異なる印象を抱かせることが多い。

　治療初期に休養を取らせるだけで薬物治療の効果を待たずに比較的早期に回復する反面，再度ストレスが加わると急に症状が増悪する。また，再診の経過中に復職等の目標に対しての本人の意欲が乏しく，生活リズムの整わない漫然とした同じ生活を繰り返している。その一方で目標や夢に対する修正の利かない視野の狭さを持ち，治療者の言葉に反発しやすい。

　こうした ASD 患者に対する精神療法では，直面化させ内省や洞察を求める手法は避け，大きな変化を求めずに環境調整も積み重ねであると心得る必要がある。ASD 患者にとって劇的な環境変化は時に侵襲的になりうることに注意が必要である。

　精神療法の際には ASD 患者のコミュニケーションの障害に配慮した手法を工夫する。患者はしばしば言葉の裏を読むことができずに額面通りに理解するため，説明時には曖昧な表現を避け，明確に言語化することが重要である。また，患者にどのように伝わったかを確認することを含めて，診察の際には open question 主体の問診に終始せず，ひとつひとつ具体的に確認するような声掛けを行うことに留意する。また「困っていること」よりも「他の人と違うと感じていたこと」について聴取するのも有効である。

　さらに ASD 患者は聴覚によるものよりも視覚による情報処理を得意とする特性が実臨床上の知見として広く知られている。従って，必要に応じて図示等で視覚情報を活用しながら患者にとって理解しやすい表現で情報を共有する。特に場面の「意味」と「見通し」は目に見えないことが多いため，ASD 患者にとって非常に解りにくく，その際に視覚的な情報を補助的に用いて柔軟に精神療法のプロセスを共有する。

また，治療のプロセスを形として残し患者自身で振り返ることができることにより，患者がこの先，類似する問題と直面しても自らの力で日常生活に困難を抱えずに生活できたり，社会的な損害を最小限に抑えたりすることができるようになることが期待できる。

IV．終結

　治療の終結に関しては，通常の定型発達患者のうつ病治療に比べて時間はかかるものの，薬物治療を含めてのうつ病の治療としての終結は可能である。一方で，ASD 患者の発達特性や生きづらさは患者の今後の人生の中でも一貫して持続し，新たな環境の変化で容易に不適応を来たしうる。患者本人の障害特性への理解が進み，本人なりの特性の受け入れができた際には，徐々に通院の間隔をあけていき，治療を終結することを検討する。その際，必要に応じてデイケアや就労移行支援等に継続することも検討する。しかし，ある程度障害特性による生活障害が大きな患者の場合には終結には至らず，その後も患者の人生に伴走していくという心構えが必要となる。

注意欠如多動性障害（ADHD）

Ⅰ．初診の前に

　ADHDは生来からの基本症状としての不注意と多動・衝動性を特性とし，日常生活において様々な場面で生活の困難さがみられている。ADHD自体がASDと比べて最近になって一般に広く周知されるようになった概念であるが，有病率は高く，成人においてもっとも高率にみられる精神疾患であることを認識する必要がある。患者の多くは幼少期・学童期以降を周囲の理解を得られない中で生来からの障害特性を自身の個性として抱えて生きてきており，相応の挫折体験や生きづらさを自覚している場合が多い。初診の場ではこれまでの経緯を話す中で，そうした特性を持ちながらも周囲の理解を得られず，時には自尊心を傷つけられながらも周囲との折り合いをつけて生きてきた患者のこれまでの苦労を労いながら傾聴する姿勢が必要である。

Ⅱ．初診

　ADHDの患者が初診の外来を訪れた際，多くの場合は通常のうつ病と同様に抑うつ気分や意欲の低下を主訴としていることが多い。ADHD特性に伴う社会生活上の諸場面での困難は，うつ病の抑うつ状態からくる症状にマスクされることもあり，初診の場でADHDと確定診断に至ることは困難なことが多い。しかし，その後の経過でうつ病の背景にある発達障害の存在に気付くためには，やはり初診時の問診を丁寧に行うことが重要であることは言うまでもない。

初診の段階では，まず通常のうつ病の患者と同様に気分症状の改善を優先して治療を行う．うつ病としての治療経過は通常の場合と大きく異なることはなく，概ね一般的な治療経過を辿る．

　発達障害を疑い，それが治療対象のメインになるのは，抑うつ症状に対する薬物治療が奏功して休養期を終え，社会への適応を目指した時点になることが多い．ADHD 患者は一見人当たりがよく，話しやすい雰囲気の人が多く，診察の場では主体的に愁訴を述べ，比較的言語化する能力は高い．一方で，話の内容はやや散逸しがちで，要領よく問診を進めようとするこちらのペースを乱される．これは ADHD 患者の特性から話の順序立てが不得手であることに起因する．"患者の伝えたいことは解るが，話の本筋からは逸れていく感覚"が大きい．

　初診での問診では ASD 同様に生来からの発達特性を有する患者が"なぜ，いまこのタイミングで受診したか"に注目して，精神科を受診するに至った動機について詳しく聴取し，明らかにする．ADHD 患者においても，うつ病等の二次障害を合併する際には多くは人生の転機や社会生活場面で本人の日常が大きく変わったタイミングであることが多い．

　例えば，社会人として就労している ADHD 患者にとって，就職や転職，昇進という社会人としての生活での変わり目では，課題を与えられ黙々とこなしてきた状況から一変し，複雑で同時進行の業務に携わるようになったり，管理職となり部下の仕事のマネジメントを含めての業務管理が求められたり，上司が変わってこれまでと指示の出し方が変わったりする等の生活場面での変化等，本人にとってつまずくポイントの出現するタイミングに受診となるケースが多い．

　これらの不適応のタイミングは ASD と似ているが，ADHD 患者は周囲とのコミュニケーションが不得手ではなく職場内外での人間関係が良好であり，また課題を提示した際に行動の改善がうまい傾向がある．また，ASD の場合と異なり，自身の"苦手"を自覚しやすく，診察の場で環境変化に伴う戸惑いを率直に言語化できることが多い．

ASDと比べてADHDの本人も家族も，患者の障害特性を含めて"本人の性格"と認識していることが多い。ADHD特性からくる患者の振る舞いに周囲の接し方はどのようであるか（理解があるか，それとも批判的か），そうした周囲の様子も含めて，問診の際には通常のうつ病の問診と同様に時系列に沿った経過の聴取とともに，本人の日頃の生活の情景をありありと思い浮かべるように心掛けながら傾聴することが重要である。

実際の問診では，会社での様子，家庭での様子，友人との交友関係を含めた本人の社交の場での様子を聴取できるよう，まずはopen questionで患者に自由に話してもらう。家庭や職場以外の生活場面を含めた全般的な患者の日常生活の把握に努める。

また，その中で患者が日常生活や会社での社会生活を送る上でどのような場面で困難に直面しているかを事細かに聴取する。

その際，実際の生活場面をイメージする上で，本人の自宅や職場の様子をスマートフォンで写真を撮って来てもらう工夫も有用である。自宅の散らかり具合や会社のデスク周りの様子等，客観的に患者が日々の乱雑さに追われる中で過ごしている日常を評価することができる。

また，患者はADHD特性のために同じようなミスを繰り返し，何度も同じような局面で家族や上司から注意や叱責を受けてきている。「周囲によく注意されることはありますか？」「周囲から見て，あなたはどんな人だと思われていますか？」等の声掛けは，患者の抱える生活障害を浮き彫りにし，共有するために効果的である。

ADHDの診断基準はDSM-5における変更によって，幼児期の様子よりも小学校入学以後の学童期の情報が有用である。ASDの生育歴の問診に比べて，本人の物心がついた後の記憶であることから，本人からも十分な聴取を行うことができる場合が多いが，確定診断に至るにはやはり周囲からの客観的な情報が重要である。一度は家族が同伴受診をする機会を設け，両親や配偶者等から生育歴や生活状況の聴取を行い，母子手帳や幼稚園の連絡帳，小中高の通知表を参照することが必要である。

一方で，ADHDは近年広くマスメディアや書籍等で世間の関心を寄せられている分野であることから，時に患者は自身の生活での傾向をそれらに当てはめ，メモやノートに書き出し，自らその診断を念頭に受診することもある。学童期の頃の記憶は"自身がADHDである"という先入観を持って振り返ると往々にして過剰診断の元となることがある。幼稚園の連絡ノートや通知表等，その時その時に本人を間近で観察しうる立場であった保育士や教師からの客観的なコメントは，生涯一貫した障害特性を有する患者の確定診断に至るためには有効なツールとなりうる。教師からのコメントでは，"落ち着きがない""授業中の手遊びが多い""ちゃんと人の話を聞きましょう""忘れ物をしないようにしましょう"等がADHD患者に特徴的である。

III．再診

　再診においては生活場面での困難を傾聴し，その指導や環境調整を行うことに主に時間を割くこととなるが，その際には共感的な姿勢での傾聴を心がけることが肝要である。患者にADHDの障害特性（不注意，多動・衝動性）を説明し，そこから起因する実際の生活の中での問題点を共有する。患者の多くは自身の障害について熱心に調べ，要領を得ると患者側から主体的に生活障害を提示することもできるようになる。往々にしてADHD患者は自他の比較や自己洞察が比較的得意であり，ASD患者と比べて精神療法にも乗りやすい。都度の外来で問題点を指摘されても，それを理解する力に秀でている。
　薬物治療が奏功し，抑うつ症状からくる思考抑制等の影響がなくなった頃合いを見計らって，心理検査を施行する。一般的に，成人期のADHDの診断は，半構造化面接であるCAADIDとCAARSの結果を参考にする。CAADIDはコナーズが18歳以上の成人期のADHD症状や行動を多面的に測る診断尺度として開発したもので，DSM-IVのADHD診断基準に準

拠している。CAARSはコナーズが18歳以上の成人期のADHDの横断的な行動評価のために開発した評価尺度である。また，知的機能検査としてWAISを行うが，ADHDの場合には作動記憶（WM）と処理速度（PS）が低く出る傾向があり，本人の得手不得手を判断する手段として用いる。

ADHD患者はセルフモニタリング能力が低い人が多く，自身のコンディションを把握しきれずについオーバーワーク気味に無理をしてしまうことが多い。多くの患者は障害特性から過集中に陥り，過度のオーバーワークの後に疲労が積もってエネルギーが枯渇したかのような全身倦怠や易疲労感に襲われることがある。こうしたパターンは患者の生活の中で度々繰り返されるが，患者本人はそうした機序に無自覚であることが多く，診察の場では不調時にはその前に何かをしていなかったかを確認することが重要である。

ある出来事が起きた際の患者の状態について，その時の本人の調子はどうであったか（疲労，睡眠，薬物治療，飲酒など），何かストレス因となる出来事や周囲の変化がなかったか（環境変化，ストレッサー，偏った考え方など），周囲の対人関係の中での変化（家族や友人，恋人との関係など）等を細かく聴取し，多角的な視点から患者が不調に至った流れを客観的に捉え直す。そうして本人の気づきを促し，フィードバックしていく形での生活指導が有用である。また，女性では月経周期がそうした本人の中での好不調の波に関与していることも多いため注意を要する。

発達障害全般において，患者が社会人の場合には時として職場に対する告知を行うか否かが問題となる。その際，ASD患者と比べてADHDでは障害を隠した，または患者自身が入職時に自身の障害に関して無自覚であったクローズド就労であることが多く，その分，仕事上では"当たり前"を要求される場面も多い。職場側や産業医に告知を行い，特性に配慮した業務にあててもらうこと，解りやすい指示をひとつひとつ出してもらえるようになることは，患者の社会生活上に計り知れないメリットがある。

しかし，実情は現時点ではまだまだ会社側の疾患特性に対する理解が浸

透しているとは言い難く，昇進等に対するその後の待遇の不利益が生じうるケースは往々にしてある。職場側への告知に関しては，実際の職場でのメリットとデメリットを患者とよく協議した上で，ケースバイケースで慎重に行う必要がある。

IV．終結

　終結は，他の精神疾患に対するアプローチとはやや異なる。ADHDは「完治」や「治癒」するものではないため，患者はADHD的特性を抱えながら生活していくこととなる。うつ病としての治療の終了は，通常のうつ病のケースと同様に行うとよいが，特性を抱えて生きていくADHD患者にとっての生活障害はその後の日々の生活の中でも様々に変化して生じうる。自身の障害特性を理解し，セルフモニタリングを体得した患者に関しては終結も可能であるが，患者には今後の変調時には早期に相談に来るように伝えておく。

文　献

1）岩波明：発達障害．文藝新書，東京，2017．
2）加藤進昌：大人のアスペルガー症候群．講談社，東京，2009．
3）Kessler, R.C., Adler, L., Barkley, R. et al.: The prevalence and correlates of adult ADHD in the United States: Results from the National Comorbidity Survey Replication. Am. J. Psychiatry, 163(4); 716-723, 2006.

持続性抑うつ障害(気分変調症)における短時間精神療法の試み
―― 症例の経過を交えながら ――

樋之口潤一郎　町田まごころクリニック

I. はじめに

　持続性抑うつ障害(気分変調症)はDSM-5[2)]において、DSM-Ⅳで定義された大うつ病性障害の慢性例と気分変調性障害を統合したものである。2年以上の抑うつ気分に加え、その期間中、1)食欲の低下または増加、2)不眠または過眠、3)気力の減退もしくは疲労感、4)自尊心の低下、5)集中力の低下または決断困難、6)絶望感から、2つ以上の特徴を有するものを、診断の骨子としている。なお除外項目として、躁病または軽躁エピソードを認めないこと、その気分変調が精神病性障害や物質乱用、そして身体的疾患などによらないことが挙げられる。臨床的にみれば、青年期を中心に比較的若い層に認められることが多く、さらにうつ状態は概ね軽症で推移するものの経過は年余に及ぶため、薬理学的見地から提唱された難治性うつ病と同様、標準的な薬物療法と休息療法だけではなかなか回復が望めないうつ病として、我々臨床家を悩ませている。
　そこで本稿では、外来という限られた枠組みの中で、持続性抑うつ障害をどのように見立て、治療を施したらよいのかについて、自験例を交えて

述べていきたい。なお，筆者は森田療法を専門とする精神科医の一人であるが，今回は森田療法という視点のみならず，日頃から外来診療の中で重視している点などを包括的に論じていきたい。なお，症例は個人が特定されない形で改変されていることを了承いただきたい。

II．初診

1．はじめて患者と会う上で，筆者が大切にしている治療者の姿勢について

1）初診を円滑に進める上で，筆者が心がけていること

　筆者は一般の精神科クリニックに勤務している。そこでは，初診に概ね30～40分程度をかけている。患者の内訳の6～7割が気分障害と不安障害の患者で占められ，診察では必然的に症状だけでなく，生活上の悩みにも話題が及ぶことが多い。筆者は，持続性抑うつ障害の患者を診察する上で，以下の点に気を配りながら診察を進めている。

・診察前に心掛けること

　　持続性抑うつ障害の患者の多くは，前医ですでにうつ病などの診断で加療されている場合がほとんどである。治療歴が長くなるため，持参した診療情報提供書や問診票などに予め目を通し，患者と会う前にカルテに経過の概略や薬物療法の変遷などを転記するよう心がけている。このような事前のちょっとした情報整理は，再診患者が立て込み「早く捌かなければ」などと日々急き立てられている診療をコンパクトに進める上で重要な工夫となる。

・診察時に患者の表情に注目する

　　ちなみに診察室に患者を招き入れた際，必ず注目しているのが患者の表情である。持続性抑うつ障害のような長い治療歴を有している患者の場合，治療に対して不安，不信感を内包していることが少なくない。その表情が不安気なのか，不信に満ちているのかなどを感じ取りながら，患者の経過に耳を傾けていく。特に初診から治療者に不信感

を向けていると感じた場合，患者の人生模様に傾聴する時間を多めに割き，共感を寄せるようにしている。
・来院までの患者の体験を整理する

　持続性抑うつ障害の患者が抑うつ症状に晒された期間が長くなればなるほど，当然起始経過は長くなる。筆者はその聴取の上で，必ず患者の話をその都度区切りながら，「あなたの話した体験は～～という点に苦労し，そこからうつが出現したということですね」などと彼らに問いかけ，治療者の理解と患者の体験に齟齬がないかを確かめている。齟齬が少ないことは，患者の不安や不信感を軽減するだけでなく，結果的に再診で良質な精神療法的接近を施す上で不可欠であると，日常臨床から感じているからである。そして，筆者はこのような連綿としたやり取りこそが，患者の心の声に虚心に耳を傾けることに他ならないと考えている。

2. 診断を行う上で重要なこと：抑うつ症状を慢性化させている要因の吟味
1）持続性抑うつ障害の診断の上で鑑別すべき内容について

筆者は慢性のうつ病患者の診療ポイントで必ず注目していることがある。それは，なぜ抑うつ症状が慢性化せざるを得なかったのかという点に関心を払うことである。病前の生活スタイルが，抑うつ症状の回復を阻害し，慢性化に関与している場合は少なくないからである。そこで，以下の点に注意しながら鑑別を進め，持続性抑うつ障害の診断を確かなものにしようと努めている。
・身体疾患を除外する

　持続性抑うつ障害という診断を確定づける鑑別項目の一つは，医学的身体疾患やアルコール依存に代表される薬物依存などに伴う抑うつ症状を除外することである。そのため，身体疾患の除外のために問診のみならず，採血は初診で行っておくべき必須の検査といえる。

・双極 II 型障害を除外する

　重要なもう一つの鑑別事項は，双極 II 型障害[2]の除外にある。なぜならば，軽躁状態で仕事に対する充実感などを味わった双極 II 型障害の患者は，しばしばうつ病を発症すると好調時の状況を追い求めるがごとく疲労に抗い続けることで，抑うつ症状を慢性化させてしまうからである。このような病態の場合，慢性化を脱するためには，気分変動に対する適切な薬物療法と疲労に対する心身の養生が治療の要となる[12]。そのため，軽躁エピソードの有無については細心の注意を払う必要がある。筆者は軽躁状態を聴取する上で，患者が仕事で活躍した時期や勉学に励み功績を収めた時期に，「徹夜をしても作業に疲れを覚えないばかりか，むしろ充実感すら覚えることはなかっただろうか」と問いかけるなどして，鑑別に努めている。

2）抑うつ症状を慢性化させる心理的悪循環に注目する

上記の項目が除外されたことで，ようやく持続性抑うつ障害と診断が下される。

・「かくあるべし」の態度に注目する

　その際，筆者は病前の生活史から認められる「〜あらねばならない」など「かくあるべし」の態度[4,7,8]に注目しながら，患者の人生に傾聴するようにしている。双極 II 型障害の患者における「かくあるべし」の態度では，前述のように軽躁エピソードを機に心理的疲労に抗いながら，「どんな気分状態でも常に最高の能力を発揮せねば」とパフォーマンスに纏わる内容が多いのに対し，持続性抑うつ障害の患者における「かくあるべし」の態度では，「常に周囲から評価される自分でなければ駄目だ」などと，他者からの承認と拒絶される不安との狭間で煩悶する神経症的葛藤を映し出したものが多いと感じる。このことは，他者評価に依存せざるを得なかった自立と依存を巡る青年期の問題がくすぶり続けていると言い換えてもよいだろう。

・慢性化に至った病態について仮説をたてる

　持続性抑うつ障害の患者の場合，「かくあるべし」の態度に纏わる努力が一定の評価を得ているうちは，自己を保つことができるが，一度，環境が変わり他者評価に依存することが困難になると，さらなる承認の獲得にもがき，次第にその心理的消耗から無力感を呈することとなる。つまり，この一連の文脈から慢性化に至る心理的悪循環を見出すことができる。もちろん，初診の段階からこのような心理的理解が全て数珠つなぎのようにわかるわけではないが，このような仮説を想定することは，後々の再診を簡潔にまとめる上で役立つ。

　ここで自験例を治療のステージごとに簡単に提示したい。

【症例A】34歳，女性
【主訴】面倒，徒労感，何もかも嫌になってしんどい。
【現病歴】Aは建築関係の企業で上司の厳しい指示に対し，不満を募らせることは多々あったが，その指示を遂行しようと日々頑張った。31歳時，業務態度が認められたことで，あるビル建設のプロジェクトのリーダーを任された。プロジェクト開始後，自分の指示通りに動いてくれない部下たちに徐々に苛立ちを募らせた。しかし，Aは部下に意見を言うことに躊躇いもあったため，自分一人で仕事を抱え込んだ。その後，その姿勢を上司から「効率が悪い」と厳しく指摘されたことで，Aは萎縮し，さらに仕事を抱え込んだ。その結果，31歳から抑うつ症状が出現し，近医でうつ病と診断され，抗うつ剤の内服と休職が指示された。32歳時に限定的な勤務から再開したが，「この先うまくできるだろうか」と早々に自信を失い，再度休職となった。何ら好転しないことから転院を決意し，34歳時に筆者の元を訪れた。
【病前性格】完璧主義，心配性
【生活歴】Aはいつも母親から厳しくしつけられた。中学時代にいじめを受けても，話を聞いてもらえず登校を強いられた。Aは，次第に自分の感

情を表に出さないことで，周囲との軋轢から身を守った。一方，学生時代は勉学に励み，周囲から評価を得ることで，何とか自尊心を保った。その後，地方の大学に進学して自宅を離れた。元々，色々な建築物を見るのが好きで，建築学を専攻した。

　上記の「かくあるべし」の態度に着目しながら生活史を概観すると，Aは学業や仕事などに打ち込み他者の評価を獲得していく過程において，「皆から認められねば」という姿勢を募らせた。Aは自身の評価を維持するために，不満を抱きつつも上司の期待に沿うよう仕事に取り組み，部下に対しては苛立ちを感じつつも仕事を抱え込むことで彼らとの対立を避け，自身の評価が下がらないようにした。しかし，上司から仕事の取り組みを叱責されたことで，Aは「常に皆から承認されるわけではない」という現実に直面した。この出来事を境に，Aは今まで以上に他者の評価が下がることを恐れ，周囲との対立を避け，仕事を一層抱え込むことで抑うつ症状を呈した。やがてその努力の甲斐も虚しく無力感を募らせていったことで，抑うつ症状は慢性化していったわけである。つまり，一連の流れから抑うつ症状が慢性化する心理的悪循環を読み取ることができると思う。

3．再診に向けて，初診の最後に患者に伝えておくべきこと

　起始経過の大筋を把握した段階で，筆者は患者の「うつ」を症状という文脈だけでなく，人生の行き詰まりと捉えるようにしている。持続性抑うつ障害の患者は，何も好き好んで抑うつ症状の慢性化を許したわけではない。むしろ慢性化は，患者が他者の評価を拠り所にしながら人生の困難を克服しようと奮闘した結果なのである。

・患者の奮闘史に共感を示す

　　そのため，筆者はまず患者に「うつになったのはあなたの努力が足りないということではない。むしろ，誰よりも回復したいともがき，奮闘してきたからこそ行き詰まり，うつになったのだと思う」と労い

を込めて説明する。その上で，「その奮闘の仕方を，より建設的な形にすることが，回復には不可欠である」と伝え，大まかな治療の方向性を提示するようにしている。

- 生活と体調の回復に向けた取り組みを促す

　ただし，だからと言って最初から大上段に心理的悪循環の温床となった「かくあるべし」の態度の修正などと目標を掲げて治療を進めるわけではない。持続性抑うつ障害の患者の多くは，長い自宅療養を余儀なくされたことで生活リズムを崩し，運動不足に陥っていることが少なくない。そのため，軽めの運動や規則正しい睡眠など生活の立て直しに向けた取り組みを当座の治療目標とする。彼らに，一般的に推奨される自宅療養を，判を押したように実施することはさらなる無力感と体力の低下を与えるだけで，かえって逆効果である。そこで，着手しやすい体調回復に向けた取り組みに視点を転換させ，実生活を少しずつ広げていくよう促していく。あくまでも私見ではあるが，慢性化した病態の患者の多くは体質的に冷え性に陥っていると感じる。そのため，冷えの回復に向けた実践が意外に行き詰まった生活の間口を広げる糸口になるのではないかと考えている。

- 内服の整理を約束する

　最後に筆者は内服について触れることを忘れないようにしている。自戒を込めて話すが，我々精神科医は治療が膠着する時ほど，過度な向精神薬の増量や多剤併用に頼りがちになる。このような投与が仇となり，患者に対し倦怠感や集中力減退などの副作用を与えることは，かえって持続性抑うつ障害の病態を修飾し，回復のきっかけを奪い取ってしまう可能性がある。筆者は再診の過程で薬剤の整理を行うことを約束することで，本当に必要な薬剤が何かを吟味するよう努めている。

Ⅲ．再診

1．治療の前半で治療者が大切にしていること
1）患者の様々な感情と生活状況に関心を寄せる

　筆者は，持続性抑うつ障害の治療に際し，即効的に奏功する治療法はないと思っている。慢性化の病態が，長きに渡る心理的悪循環の末に作り出された結果だとすれば，回復にもそれなりの期間を要するものだとの気構えが治療者には不可欠である。その際，10～15分の限られた再診時間だからこそ，直近で起こった患者の体験の理解に努めることが，短時間で診療を纏める秘訣と感じている。というのも，患者の多くは，薬物療法の奏功以上に，行き詰まった状況の打開策やそれに通じる体験を欲しているからである。筆者は抑うつ気分の小さな揺れについて治療経過中当然起こりうるものと捉え，安易な薬物療法で気分の安定を急がないよう自重している。その代わり筆者は，以下の2つを治療関係の構築を図る上で重視している。

　・様々な感情に共感を示す
　　まず，持続性抑うつ障害の患者は長い奮闘史において傷つき，「どうせ，何をやっても自分は駄目な人間だ。誰もこの苦しみをわかってくれないだろう」と無力感の中に不安や怒り，時に不信感などの感情を内包していることが多い。その点について筆者は，一連の過酷な人生に晒されれば，これらの感情を抱くことは至極自然なものであると捉え，患者の辛い心情に共感を寄せるよう努めている。

【症例Aの外来治療の経過1】
　Aは，その後の診察で「これだけ頑張っているのにどうして私だけがしんどい思いをするのか」と怒りや苦悩を口にするようになった。筆者は，その感情を当然なものと捉えながら，彼女の苦労がいかほどかを分かち合った。筆者が一旦承認者として振る舞うことで，結果的にAに「弱い心の内を認めてくれた」という安心感を与え，その結果，Aは徐々に様々

な感情体験を治療の場で表現できるようになっていったのである。
・生活状況の把握に労を惜しまない

次に患者を取り巻く生活状況の把握について，労を惜しまないことである[3,5]。特に再診を重ねる中で，治療者が患者の生活状況をイメージできるくらいにまでなれば，それは，彼らの苦悩そのものをつぶさに共有したことに他ならない。例えば，会社の対人関係で悩んでいる患者であれば，就労状況を積極的に尋ね，職務の内容のみならず，同僚や部下の性格や机の配置などを治療者の頭の中でイメージできるように落とし込むことが重要となるだろう。ただし，問いかける上で注意すべきことは，矢継ぎ早に治療者の関心事だけを聞いてはいけない。やはり，患者らの語りに十分耳を傾け，その内容をその都度一緒に整理していく作業が欠かせない。治療者が承認者だけでなくよき理解者となり，生活状況の把握から苦悩を分かち合うことに繋がれば，それこそその取り組みが無力感を軟化させる上で重要と考えるからである。

2）患者を取り巻く環境に対し，治療者が協力できることがないかを吟味する

ところで，慢性化は患者の心理的問題だけで起こったわけではない。うつ病は本人の素因と環境的問題が相乗的に絡み合うことで引き起こされる疾患であることを忘れてはならない。特に近年の労働環境では，一人当たりの労働量の負担が著しくなっており，それだけでも心身への負担は計り知れない[10]。そうなると当然，無力感に駆られがちな持続性抑うつ障害の患者が復帰ということになれば，彼らは強い適応不安を覚えることは想像に難くない。

・患者と環境の双方の立場から考える

そこで筆者は，職場環境への配慮という観点から，復帰前に必ず職場関係者と面談を持つようにしている。その際，患者のうつに陥った理由を本人の特徴と会社の置かれている状況の2つを勘案しながら説

明している。あたかも患者の問題だけで不適応を起こしているかのような文脈を極力避けたいという思いが，筆者の中にあるからである。
・うつに陥った態度に患者本来の持ち味があると捉え直す

　　筆者は常日頃，職場側に「うつに陥った態度にこそ患者本来の持ち味がある。その程度が行き過ぎたが故の結果にすぎない」と簡潔明瞭に患者の病態を伝えている。この点は患者の「かくあるべし」の態度が強すぎるが故にうつに陥り，しばしば慢性化に関与することを伝えていることに他ならない。その上で，患者の持ち味が過度にならないような配慮を職場側に依頼することで，患者が復帰しやすい段取りを作るようにしているのである。

【症例Aの外来治療の経過2】
　筆者が職場の上司と面会した際，Aの職場環境は想像以上に過酷なものであった。従来のプロジェクトリーダーに加え，他にもいくつかの案件を抱えながら仕事を遂行していたことが明らかとなった。筆者は上司に，「Aの持ち味は誰よりも仕事に熱心で様々な業務を抱えられる点にある。けれども周囲の評価を気にするあまり，必要以上に仕事を抱え込んでしまう部分が弱点でもある。その点は今後の治療課題だが，まずは現実的に負担軽減の配慮を具体的にお願いしたい」と病状を伝えた。その結果，Aはリーダーを外れ，従来のプロジェクトだけに専心することを職場から言い渡され，復帰することとなったのである。

2．治療の後半で治療者が大切にしていること
1）不安を抱えながら行動を促していく

　日々の奮闘振りが治療者と共有できると，患者は次第に人間関係や生活に纏わる不安を積極的に語るようになってくる。
・「かくあるべし」の態度から患者の不安を読み取る

　　得てして「こうあるべき」などの言動が患者から聞かれる時には，「実際そうならなければ，どうなってしまうのだろうか」などの不安

にとらわれていることがほとんどである。持続性抑うつ障害の患者の場合であれば、「周囲から承認されなければ、自分は生きていけるだろうか」といった不安へのとらわれが窺えるわけである。逆に見れば、彼らは概して生活史の中で拒絶される不安を払拭し、絶対の安心にとらわれることで、周囲からの承認を得ることに躍起になっていたとも言えるだろう。

- 不安の中で目の前の課題に手を出していく

　この段階になると、筆者は不安という感情に特に焦点を当てながら、その中での振る舞い方について話題にするよう意識している。不安を「自然な感情である」と共感を寄せるだけでなく、「不安な状態であっても少しずつ目の前の課題や生活に着手するように」と促していくのである。このように、不安の払拭に使われていた心理的エネルギーが実生活を広げる点に転換されることは、抑うつ症状の慢性化に加担した「かくあるべし」の姿勢に楔が打ち込まれたことに他ならない。このような行動への転換を示唆する処方箋は、筆者が森田療法の専門家に帰依するところが大きい。しかしそれ以上に、慢性化の病態の回復の鍵は考え方の修正ではなく、体験を通じて生活力を向上させることにあると、筆者は常日頃考えているからでもある。

【症例Aの外来治療の経過3】

　復帰後、Aは「リーダー降格となった自分が惨めだ。果たして皆とうまくやれるのか」と不安を語り出社を躊躇った。筆者は、「リーダー降格で不安が起こるのは当然。けれども不安なまま復帰し、決して気負わないように」と助言し、不安を抱えながら必要な行動を促した。その後、通常勤務に戻り、徐々に仕事に手ごたえを感じるようになった。これに対し、筆者はその姿勢を賞賛し、不安の中で目前の仕事に熟達することを促していったわけである。

2）不安の背後にある患者本来の欲求を生かすようにする

　不安を抱えながら目前の取り組みを大切にすることで，怒りや不安の背後に隠れていた，持続性抑うつ障害の患者本来の「本当はこうしたい，こうありたい」などの欲求が少しずつ明らかとなっていく。このことは，拒絶されることを不安視する背後に「本当は〜〜という思いを伝えたかった」などの欲求があることを表している。

・不安の裏にある欲求に注目する

　　筆者は「不安になるのは，それだけ〜〜したいという欲求が強いからに他ならない」と不安と欲求の関係を対にしながら，欲求の話題に触れていく[11]。当然不安から欲求の発揮に尻込みをする場合も少なくないが，この時は「自分の思いを生かすことは人生初の体験，不安にならないほうがおかしい」と励ましながら，患者の行動を後押ししている。その上で，これら欲求の建設的発揮に向けて，患者と一緒に話し合いながら，その方法がどのようなものかを模索していく。ただし，欲求は最初から患者の願ったように万全に発揮される必要はない。筆者は，患者なりの最善の策で十分だと考えている。大切なのは最善な策を様々な体験を通じて磨いていくことであって，一発で最高の策を見つけることではないからである。

・欲求を建設的に発揮させていく

　　このような欲求の建設的発揮が少しずつ機能することで，持続性抑うつ障害の患者における回復に向けた心理的良循環がようやく形成されていく。その結果，本当の意味において，他者の承認や拒絶に纏わる不安にとらわれ，無力感に陥る心理的悪循環が断ち切られ，慢性的な抑うつ症状は改善に向かっていくのである。そして，このような精神療法的アプローチが，結果的に持続性抑うつ障害の患者に対する抗うつ剤的役割として機能したと言えるのである。

【症例Ａの外来治療の経過4】

　Ａは33歳時，付き合っている彼氏との結婚を躊躇っていると診察で

語った。Aは過去の複雑な家庭事情を話すことで、彼から拒絶されることを恐れた。筆者は「恐れは、それだけ一緒にいたいという欲求の表れ。そうであれば、自分の思いをきちんと言葉に表すように」と助言し、Aの不安でなく本来の欲求に焦点を当て、その建設的発揮を促した。後日、Aは彼に手紙で自分の過去を告白したが、彼は「全く問題ない」と答え、その後結婚が決まった。

　Aは34歳になり、プロジェクトのサブリーダーとして研究に従事するようになった。その最中、思い通りに仕事を進めたいあまり、同僚がなかなか研究に協力してくれないことに苛立ち、次第に疲れを募らせた。治療者は「大切なのは、同僚に協力してほしいという欲求を少しでも叶えるためにどうしたらよいか」と問いかけ、その対策を話し合った。その後、Aは同僚には直訴できなかったが、上司に相談することで仕事の分配などを調整してもらった。現実と折り合いながら、Aは徐々に自分の欲求を実生活に反映できるようになっていった。最近では、簡潔明瞭な意思表示が、かえって良好なコミュニケーションに繋がることを自覚した。

　治療が進む中で、不安の背後に「彼と結婚して、幸せになりたい」「部下に私の指示を伝え、業務に協力してほしい」などの欲求が具体的になっていった。筆者との治療過程を経て、Aは彼に自分の結婚への思いを伝える上で手紙を、仕事では部下に意見を伝える際に上司を媒介にしながら、自分の欲求を少しずつ実生活に発揮できるようになっていったのである。現在も加療中であるが、このように欲求が完全でなくとも、実生活に反映される取り組みがAに自己効力感を与えることとなり、Aは長い抑うつ症状から抜け出していったのである。

Ⅳ. 終結

　終結に至った持続性抑うつ障害の患者は、筆者の臨床力が発展途上であるせいもあって、まだごく少数である。しかし、少数の患者が筆者に教え

てくれた内容は，今後の終結に向けた取り組みを考える上で非常に意義深い。数年の治療を経て，何らかのパーソナリティが変容したわけでは決してない。彼らが一様に口にしたのは，「きちんと振る舞わねば」といった「かくあるべし」の態度が緩み，何事に対しても「それなりに取り組めば，結果はさておき何とかなるのではないか」という楽観的視点が付与されたこと，そして抑うつ的に陥ったとしても，「それは自分が弱いのではなく，ただ単に疲労している状態に過ぎない。だから疲労緩和のための生活を見直していけばよい」と現実的対処を身に着けたことなどであった。しかし，これは，回復に向けた試行錯誤の体験の賜物である。この心理的変化が持続性抑うつ障害の患者に特異的か否かについては検討の余地がかなりあるだろうが，少なくとも筆者は，このような言葉が患者から発せられるようになったら，診察間隔を開けるなどして，治療者からの自立を促していくことが終結に至る道ではないかと考えている。

V．おわりに

　筆者は，持続性抑うつ障害という疾患群が笠原の提唱する葛藤反応型うつ病[6]や日本では比較的馴染みがある神経症性うつ病（抑うつ神経症）[9]を言い表しているのではないかと常日頃考えている。本症例は外来で比較的社会機能が障害されていない患者であったため，短時間の精神療法的接近で治療が可能であった。しかし，無力感の背後に治療者や家族などに対する強い不信感があることで，何らかのパーソナリティ障害を有しているのではないかと疑いたくなるほど，攻撃性が露わになる症例をままならず経験することも稀ではない。このような場合，やはり治療者だけでなく，心理士や医療ソーシャルワーカーなど多岐に渡る治療的承認者が必要である。そしてこのようなチーム医療で，患者本来の欲求の建設的発揮について話題にしていくことが，持続性抑うつ障害の患者の精神療法をコンパクトにする上で重要な要件と言えるだろう。

文　献

1) Akiskal, H.S.: Soft Bipolarity: A footnote to Kreapelin 100 years later. 広瀬徹也訳・文責. 臨床精神病理学, 21；3-11, 2000.
2) American Psychiatric Association: Diagnostic and Statistical Manual of Mental Disorders, Fifth Edition(DSM-5). American Psychiatric Publishing, Arlington, 2013. (高橋三郎, 大野裕監訳：DSM-5 精神疾患の統計・診断マニュアル. 医学書院, 東京, 2014.)
3) 橋本和幸, 北西憲二：森田療法を学ぶ：最新技法と治療の進め方（11）事例検討：過適応主婦のうつ病. 精神療法, 39；131-138, 2013.
4) 樋之口潤一郎：「自己愛」の病理を有する持続性抑うつ障害（気分変調症）の一例：森田療法の立場から. 精神療法, 41；35-39, 2015.
5) 樋之口潤一郎：ある摂食障害患者の 10 年に及ぶ精神療法的過程：森田療法的視点からの考察. 精神療法, 43；229-237, 2017.
6) 笠原嘉：二十歳台のうつ状態：いわゆる葛藤反応型うつ病をめぐって. 躁うつ病の精神病理, 5；225-238, 1987.
7) 北西憲二：慢性うつ病への外来森田療法Ⅰ（双極Ⅱ型障害）. 精神療法, 36；229-239, 2010.
8) 北西憲二：慢性うつ病への外来森田療法Ⅱ（神経症性うつ病）. 精神療法, 36；355-363, 2010.
9) 黒木俊秀：気分変調症：精神療法が無効な慢性（軽症）うつ病？. 精神療法, 32；318-325, 2006.
10) 中村敬：現代のうつ病像への一視角. 臨床精神医学, 37；1171-1174, 2008.
11) 中村敬, 北西憲二, 丸山晋ほか：外来森田療法のガイドライン. 日本森田療法学会雑誌, 20；91-103, 2009b.
12) 中村敬, 樋之口潤一郎, 谷井一夫：難治性うつ病の精神療法：養生論（森田療法の立場から. 精神療法, 36；590-595, 2010.

索　引

数／Ⓐ to Ⓑ

2週ごとに病状評価　18
5ステップ・アプローチ　100
5分・30分ルール　63
6割主義　18
ADHD特性　208
CAADID　209
CAARS　209
case formulation　136
CBT　94, 123
demoralization　42
EBM　3
escitalopram　99
M.I.N.I.　8, 10, 11, 30, 32, 64
PARS（広汎性発達障害日本自閉症協
　　会評定尺度）　97, 203
POS　131
PTSD（心的外傷後ストレス障害）
　　97
remoralization　43
SCIT　183
self-esteem　42
sertraline　99
Shared Decision Making　99, 151
SNRI　93
SSRI　93
SST　172
WAIS　191, 210
WOS　131

あ

悪循環　115
アジェンダ　123, 135, 138, 153
アドヒアランス　156
アルコール　51
アルコール依存　58
アルプラゾラム　52
医学モデル　80
生き方　104
医原性役割の変化　86
一般身体疾患の否定　65
遺伝疾患　48
インターネット　49
インフォームド・コンセント　99
ウェルビーイング　121, 126, 128, 129,
　　130, 131, 132
うつ診療　48
うつ病　50, 55, 93
うつ病の意味　106
うつ病の経過　11
衛生委員会　76
永続因子　97

エンハンスメント　121
お薬手帳　50

か

絵画　103
快活動　160, 166
ガイドライン　50, 66
回避行動　159, 160, 169, 170
回復　68
回復期　18, 38
回復期の身体症状　70
回復期の過ごし方　70
回復後（中間期）　38
回復後期　37
笠原嘉　59
カサンドラ症候群　90
過剰適応　177
家族療法　99
価値　159, 161, 170
学校の要因　97
活動記録表　163, 164, 165, 166, 170
活動スケジュール　163
葛藤反応型うつ病　225
家庭の要因　97
過労自殺　3, 63
過労性精神疾患　63
寛解　68
環境調整　99
完全寛解（DSM-5）　69
希死念慮　11, 19
機能障害　69
気分変調症　212
逆制止　181
虐待的養育　97
休職　49, 191

休息　35
強化療法　50
協働的　162, 166
協働的経験主義　140
極期　37
筋弛緩　181
経過図（ライフチャート）　66
経過の診断　68, 72
傾聴　51
原因帰属　183
健診データ　65
現代型うつ病　42
抗うつ薬　52, 55
抗うつ薬の「飲み心地」　71
構造化面接　96
行動活性化　159, 160, 164, 169, 170
行動実験　159, 167, 168, 169
行動症状　48
行動処方　111
行動分析　173, 174
行動変容　176
行動面の問題　95
公平　48
高齢者　109
心の健康の保持・増進の指針　76
個人指導　61
孤独　114
子どもの自殺率　93

###

再発予防　45
再発予防療法　75
思考中断法　181
自己価値感　106
自己紹介　95

自殺　93
自殺の危険　10, 30, 65
支持的精神療法　99
視床下部・下垂体・副腎皮質系　55
自助努力　51, 53
自然治癒力　35
持続性抑うつ障害　212
親しさサークル　83
自閉症スペクトラム指数（AQ）　203
自閉症スペクトラム障害（ASD）　199
死への恐怖　117
重症度評価　65
重篤気分調節症（DMDD）　93
守秘義務　61
症状経過図　83
小精神療法　37, 108
小児・思春期　93
傷病手当金　68
情報共有時間　13
症例の概念化　147
生老病死　111
初回面接　95
初期症状　45
食事日記　104
職場（や産業医等）と連携　75
自立支援医療制度　75
自律神経　55
神経症性うつ病　225
身体症状　95
身体内観　115
診断基準　50
心理教育　11, 50, 98, 137, 174, 175
診療情報提供書　60
睡眠衛生指導　52
睡眠覚醒リズム　51
睡眠・覚醒リズム表　101

睡眠日誌　53, 54
スキーマ　139
ストレス－脆弱性－対処技能モデル　67
ストレス応答　55
スモールステップ　166
生活習慣指導　49
生活習慣病　55
生活療法　186
精神科リハビリテーション　192
生前の診断　8
正の強化　159, 160, 166, 170
摂食障害　104
セルトラリン　50
選択的注意　201
素因　97
双極性障害　93
双極Ⅱ型障害　215
操作的診断基準に沿った診断　64
増動・減動状態　187
ソクラテス式問答法　148, 178
素行症（CD）　93
ゾルピデム　50, 52

ターニングポイント　103
対人関係療法　78, 94
誰でも参加できるSST　172
チームアプローチ　2
チーム医療　76
知性　60
知的障害　48, 49
注意欠如多動性障害（ADHD）　199
超高齢者　110
直立二足歩行　56

通院・在宅精神療法　2
ディスチミア親和型うつ病　42
適応障害　37, 49
電子カルテ　112
動機付け　176
糖質　53
トラウマ　104

な

難治性うつ病　212
日課票　73
認知行動療法　2, 94, 145, 159, 163
認知変容　183
認定基準　66
能力の低下（機能障害）　73
能力のピラミッド　73

は

箱庭　103
波状経過　18
発症／再発時期の特定　65
発症要因　97
発達障害　97, 186, 199
発達歴　97
「早すぎた復職」の予防　72
バルプロ酸　50
パロキセチン　50, 52
半構造化面接　8
非言語的な手段　103
非定型うつ病　82
病者の役割　43, 81, 82
疲労　55, 193
不安の対処法　180
フォーミュレーション　98

賦活症候群（activation syndrome）　99
復職　58
復職支援の手引き　76
プチ幸せ　179
不眠　116
プラダー・ウィリー症候群　48
併存症　93
ホームワーク　142, 151, 165, 166, 167
保険医療　48
保護因子　97
ポジティブ心理的 CBT　120, 126
ポジティブプラクティス　180
歩数　53, 61
ホワイトカラー　56

ま

慢性期　38
診立て　36
導かれた発見（Guided Discovery）　148
民事　59
メランコリー型の特徴を伴う大うつ病
　エピソード　8
免疫系　55
メンタル不調　121
目標設定　176
森田療法　35, 222
問題解決　194
問題解決技能のステップ　182
問題解決的アプローチ　100
問題解決法　182

や

薬物療法　50, 93
誘発因子　97

養生指導　36
養生法　36
養生論　108, 110
抑うつを伴う適応障害　189

ライフストーリー　112
リカバリー　185

療養指導　50
リワークデイケア　74
リワークプログラム　31, 74
臨床心理士　2, 13
レジリエンス　35, 121
労働関連自殺　3
労働精神科外来　6
老年期　108

■著者紹介（五十音順）

天笠　崇（あまがさ たかし）

1987年，東京医科歯科大学卒業。内科研修後，みさと協立病院副院長等を経て，現在，代々木病院精神科科長，（公財）社会医学研究センター理事長，SST普及協会事務局長。産業医，労働衛生コンサルタント，博士（社会健康医学）。

井原　裕（いはら ひろし）

1962年，鎌倉生まれ。獨協医科大学埼玉医療センター教授。東北大学（医）卒。自治医科大学大学院，ケンブリッジ大学大学院修了。順天堂大学准教授を経て，2008年から現職。専門は，うつ病，発達障害，プラダー・ウィリー症候群等。著書に『生活習慣病としてのうつ病』（弘文堂）など。

岩波　明（いわなみ あきら）

1985年，東京大学医学部卒，東大病院精神科，東京都立松沢病院などを経て，2012年昭和大学医学部精神医学講座教授，2015年昭和大学附属烏山病院長を併任。精神疾患の認知機能，発達障害の臨床研究などを主な研究分野とする。著書に『大人のADHD』（ちくま新書），『発達障害』（文春新書）他。

大野　裕（おおの ゆたか）

1978年に慶應義塾大学医学部卒業後，同大学精神神経学教室に入室。コーネル大学，ペンシルバニア大学留学。慶應義塾大学教授，国立精神・神経医療研究センター 認知行動療法センター長を経た後，顧問。大野研究所所長。Academy of Cognitive Therapy の公認スーパーバイザー。日本認知療法・認知行動療法学会理事長。

岡島由佳（おかじま ゆか）

昭和大学医学部を卒業後，同大学精神医学講座に入局。昭和大学附属烏山病院，三恵病院，昭和大学藤が丘病院を経て，2012年より昭和大学医学部精神医学講座准教授として，昭和大学病院附属東病院精神神経科にて臨床業務および大学教育に従事している。

岡本泰昌（おかもと やすまさ）

広島県生まれ。1989年，大分医科大学医学部医学科卒業。1996年，広島大学大学院医学研究科修了。現在は広島大学大学院医歯薬保健学研究科精神神経医科学教授。『うつを克服するための行動活性化練習帳：認知行動療法の新しい技法』（創元社，2012），『行動活性化（認知行動療法の新しい潮流）』（明石書店，2015）などを監訳。

菊地俊暁（きくち としあき）

慶應義塾大学医学部卒業後，同大学精神・神経科学教室に入局し，認知行動療法や薬物療法などの臨床および研究に携わる。現在は同教室に勤務すると共に，認知行動療法研修開発センター理事ならびに日本精神神経学会精神療法委員会委員として，精神療法の普及や質の担保に努めている。

近藤真前（こんどう まさき）

2004年，大阪大学卒業。2010年より名古屋市立大学に移り，現在は特任助教，同病院いたみセンター副センター長。主に気分障害，不安障害，機能性身体疾患を対象に，対人関係療法，認知行動療法，アクセプタンス＆コミットメント・セラピーの臨床研究に従事。

神人　蘭（じんにん らん）

2006年，藤田保健衛生大学医学部医学科卒業。臨床研修医を経て，広島大学精神神経医科学教室に入局。2009年より，岡本泰昌先生の指導のもと，認知行動療法に取り組む。2017年広島大学大学院医歯薬総合研究科修了。現在，広島大学病院精神科助教として，行動活性化の臨床や研究を実践している。

須賀英道（すが ひでみち）

1984年，宮崎医科大学医学部卒業。愛知医科大学精神科入局後，京都大学精神医学講座講師を経て，現在の龍谷大学短期大学部教授。専門は，非定型精神病の診断と精神病理，ポジティブ精神医学に基づくメンタルヘルス。

傳田健三（でんだ けんぞう）

1981年，北海道大学医学部卒業。同大学病院精神科，市立札幌病院児童精神科，ロンドン大学精神医学研究所児童精神医学講座における勤務を経て，2008年より北海道大学大学院保健科学研究院教授。2018年より平松記念病院副院長として子どもから大人までの精神科臨床に携わっている。

新村秀人（にいむら ひでと）

1995年，北海道大学法学部卒業。2003年，和歌山県立医科大学卒業。慶應義塾大学医学部精神神経科学教室に入局。2009年より助教，2017年より専任講師。関心領域は，外来森田療法における技法の洗練，精神障害者の高齢化，超高齢者のメンタルヘルス。

樋之口潤一郎（ひのぐち じゅんいちろう）

1994年，東京慈恵会医科大学卒業。1996年，同大学精神医学講座に入局の後，2001年より同大学附属第三病院精神神経科に勤務し，森田療法に携わる。2008年から2011年まで同大学森田療法センター病棟長，2014年に同大学精神医学講座講師を経て，2015年より町田まごころクリニック副院長。専門は慢性うつ病に対する森田療法。

平田亮人（ひらた あきひと）

1982年生まれ。宮崎大学医学部を卒業後，初期臨床研修を経て昭和大学医学部精神神経医学講座に入局。2016年昭和大学精神神経医学講座助教。現在は昭和大学病院附属東病院で日々発達障害患者診療を含めた一般臨床に携わっている。

的場文子（まとば ふみこ）

1980年，九州大学医学部卒業。同年，九州大学精神神経科教室入局。精神生理研究室に所属し，行動療法を学んだ。精神科リハビリテーションに関心を抱き，事情に応じて居所を変えながら非常勤で臨床を続け，2004年5月，山口市にクリニックを開業し，今に至る。

米田衆介（よねだ しゅうすけ）

1963年，東京都生まれ。東北大学農学部中退の後，山梨医科大学医学部医学科に入学，1993年卒業。同年，東京大学医学部附属病院精神神経科入局。東京都立松沢病院，東京都精神医学総合研究所兼務研究員などを経て，現在「明神下診療所」所長，兼「3B実用芸術研究所」（就労継続支援B型）施設長。

■編著者紹介

中村　敬（なかむら　けい）

1982年，東京慈恵会医科大学卒業。直ちに精神医学講座に入局し，主として森田療法に携わる。現在，東京慈恵会医科大学附属第三病院長，同大学森田療法センター長，精神医学講座教授。日本森田療法学会理事長として，森田療法の国際化，外来治療における技法の開発，うつ病に対する森田療法の応用などに努めている。

うつ病診療における精神療法：10分間で何ができるか

2018年6月20日　初版第1刷発行

編　者	中村　敬
発行者	石澤雄司
発行所	㈱星和書店 〒168-0074　東京都杉並区上高井戸1-2-5 電話　03（3329）0031（営業部）／03（3329）0033（編集部） FAX　03（5374）7186（営業部）／03（5374）7185（編集部） http://www.seiwa-pb.co.jp
印刷所	株式会社　光邦
製本所	鶴亀製本株式会社

Ⓒ 2018 中村敬／星和書店　　　ISBN978-4-7911-0983-8
Printed in Japan

- 本書に掲載する著作物の複製権・翻訳権・上映権・譲渡権・公衆送信権（送信可能化権を含む）は㈱星和書店が保有します。
- JCOPY　〈（社）出版者著作権管理機構　委託出版物〉
  本書の無断複製は著作権法上での例外を除き禁じられています。複製される場合は，そのつど事前に（社）出版者著作権管理機構（電話03-3513-6969，FAX 03-3513-6979, e-mail：info@jcopy.or.jp）の許諾を得てください。

日常診療における精神療法：10分間で何ができるか

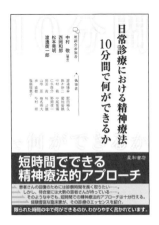

〈 編 〉 中村　敬

〈座談会〉 中村　敬，西岡和郎，
〈参加者〉 松本晃明，渡邊衡一郎

〈執筆者〉
渡邉博幸，肥田裕久，鈴木映二，
菊地俊暁，中村　敬，中尾智博，
仁木啓介，野間俊一，岡田　俊，
林　公輔，山寺　亘，椎名明大，
林　直樹，今村　明，塩路理恵子

A5判　256p
定価：本体 2,200円＋税

限られた時間を有効に活かす精神療法的アプローチ

一般的な精神科の外来診療においては、1人当たりの患者に費やす時間は、数分から長くても20分ほど、平均すると10分程度に過ぎないのではないだろうか。このような時間的制約がある中でも、優れた臨床家は患者の回復を促す技法を自然と身につけている。例えばそれは挨拶や態度であるかもしれないし、投薬に添える言葉かもしれない。本書では、主だった精神疾患ごとに、限られた時間でも行える精神療法的アプローチを示す。

発行：星和書店　http://www.seiwa-pb.co.jp

うつのためのマインドフルネス実践
慢性的な不幸感からの解放

マーク・ウィリアムズ，ジョン・ティーズデール，ジンデル・シーガル，
ジョン・カバットジン 著　越川房子，黒澤麻美 訳
A5判　384p　定価：本体3,700円＋税　CD付き

マインドフルネスはうつや慢性的な不幸感と戦う人々にとって革命的な治療アプローチである。本書は、エクササイズと瞑想を効果的に学べるよう構成されたマインドフルネス実践書。ガイドCD付属。

うつのための マインドフルネス＆アクセプタンス・ワークブック
ACT（アクセプタンス＆コミットメント・セラピー）でうつを抜け出し活き活きとした人生を送るために

カーク・D・ストローサル，パトリシア・J・ロビンソン 著
スティーブン・C・ヘイズ 序文　種市摂子 訳
A5判　456p　定価：本体3,500円＋税

「うつは行動」という斬新な見方に基づく、マインドフルネスとACTの技法を用いたうつの治療プログラム。9つのステップでうつの罠から抜け出して、活き活きとした人生を手に入れることができる。

「うつ」がいつまでも続くのは、なぜ？
双極Ⅱ型障害と軽微双極性障害を学ぶ

ジム・フェルプス 著　荒井秀樹 監訳
本多篤，岩渕愛，岩渕デボラ 訳
四六判　468p　定価：本体2,400円＋税

本書は、長引く抑うつ状態に苦しんでいる人に対して、気分障害をスペクトラムでとらえ、双極Ⅱ型障害や軽微双極性障害を念頭において、診断や治療を見直し、病気を克服するための対処方法を示す。

発行：星和書店　http://www.seiwa-pb.co.jp

〈特集〉**多様化するうつ病治療の選択肢と薬物療法の位置づけ**

[月刊 **臨床精神薬理** 21巻7号
 B5判　定価：本体2,900円＋税]

〈特集〉**うつ病に対する新しい治療の試み**
うつ病治療は薬物療法だけではない！

[月刊 **精神科治療学** 30巻5号
 B5判　定価：本体2,880円＋税]

16巻1号
〈特集〉**これでいいのか　うつ病治療：
どうしたらいい　よくならない抑うつ症状 Ⅰ**
うつ病治療の行き詰まりを乗り越える手がかり──。

16巻2号
〈特集〉**これでいいのか　うつ病治療：
どうしたらいい　よくならない抑うつ症状 Ⅱ**
うつ病患者を適切にサポートするための技術──。

[季刊 **精神科臨床サービス**
 B5判　定価：本体2,200円＋税]

発行：星和書店　http://www.seiwa-pb.co.jp